Doctor Jean-Paul Roquebrune

CÓMO PREVENIR Y COMBATIR EL INFARTO

EDITORIAL MOLINO
BARCELONA

Título original: Prévenir et combattre
L'INFARCTUS

Traducción: Diorki

Calabria, 166 - 08015 BARCELONA
ISBN: 84-272-5854-2 Dep. Legal B. 26845/1984
Impreso en España - Printed in Spain
LIMPERGRAF S.A. - Calle del Río, 17 - Nave 3
RIPOLLET (Barcelona)

AVISO

Si ha sufrido ya un infarto

Sepa que es una enfermedad curable

(págs. 7 a 72)

Si no ha sufrido infarto alguno

o quiere evitar que se repita

Sepa que es una enfermedad prevenible

(págs. 73 a 121)

INTRODUCCIÓN

Infarto de miocardio... angina de pecho... son palabras que siempre han estado cargadas de resonancias fatales; se consideraba que todo accidente coronario debido a la disminución del calibre de las arterias del corazón significaba, si no la muerte, al menos una reducción del ritmo de vida y de la actividad a consecuencia de la amenaza de una recaída.

En los últimos años ha habido un cambio radical; aunque las enfermedades cardiovasculares siguen siendo la primera causa de mortalidad en la sociedad occidental, por delante del cáncer, los accidentes cardíacos han perdido su carácter inexorable, ya que hoy día es posible vivir mucho tiempo después de haber sufrido un infarto, o incluso varios.

Los nuevos medicamentos y el espectacular progreso de la cirugía cardíaca han permitido salvar muchas vidas. Además, las víctimas de infarto pueden, en la mayoría de los casos, llevar una vida normal, siempre que eviten cualquier exceso y respeten algunos principios básicos enunciados en este libro.

Aún es más importante el hecho de que, gracias a los avances recientes de la cardiología, es posible no sólo limitar el riesgo de recaída de los que ya han sufrido un accidente coronario, sino también alejar la amenaza de todos los demás.

Ésta es la razón por la que un libro sobre el infarto es de interés para todo el mundo: para los cardíacos, porque encontrarán en él la manera de luchar y tener esperanza; y también para sus allegados, que muchas veces superprotegen torpemente a los pacientes, ya que hallarán indicaciones útiles acerca de la actitud que deben adoptar. En cuanto a los demás, podrán conocer los factores de riesgo, las señales de aviso y, sobre todo, los medios de prevención de una enfermedad que no siempre aparece de improviso y nunca lo hace por casualidad.

PRIMERA PARTE

EL INFARTO: UNA ENFERMEDAD CURABLE

El corazón es una bomba de la que depende la circulación de la sangre.

Esta bomba necesita para funcionar un combustible: el oxígeno aportado por la sangre que circula por las arterias del corazón, las arterias coronarias.

El estrechamiento de las arterias coronarias debido a la arteroselerosis se denomina insuficiencia coronaria.

Cuando una arteria coronaria está obstruida en parte, la cantidad de oxígeno que llega a la región del corazón por ella irrigada es menor, pero suficiente durante el reposo; en cambio, con el ejercicio aumentan las necesidades de oxígeno del corazón, el aporte se hace insuficiente y aparece el dolor de la angina de pecho.

El estadio siguiente es la obstrucción completa de la arteria por la formación de un coágulo en el punto del estrechamiento. La zona correspondiente del corazón no recibe nada de sangre: es el infarto de miocardio.

***Infarctus**, la palabra latina de la que deriva el vocablo castellano, es el participio pasado de **infarcire** (ocupar, rellenar); su empleo se debe a que en la zona infartada los tejidos están infiltrados, hinchados. En todo territorio cuya circulación está interrumpida se produce una infiltración del tejido por un derrame sanguíneo. Aunque no se contemplan en esta obra, también pueden producirse infartos en otros órganos, como el pulmón, el bazo o los riñones.*

Ya sabe usted bastante para entender lo que sigue, pero si quiere conocer más detalles puede consultar los anexos situados al final del libro, en los que se explica el funcionamiento del corazón.

¿Qué ocurre cuando se produce un infarto?

Si bien las circunstancias que conducen al infarto son bastante variables, el proceso que sigue la enfermedad, desde que aparecen los primeros síntomas hasta que el enfermo sale del hospital, es casi siempre el mismo.

La mayoría de las personas que han sufrido esta enfermedad se sentirán identificados con el caso de F.X.

Aquella tarde, F.X. abandona satisfecho su oficina; agente de seguros, acaba de conseguir un contrato importante con una empresa de la región. La semana ha sido agotadora, pero las numerosas gestiones han dado fruto. Su jefe le aseguraba dos días antes que, si se cerraba la operación, tal vez lograría un ascenso.

No son más que las cinco y media, por lo que F.X. decide volver andando a su casa; no tardará más de veinte minutos en recorrer las cuatro estaciones de metro que le separan de su domicilio. Así hará un poco del ejercicio que tanto necesitaba.

La calle está inundada de sol; es el primer día que hace un tiempo realmente bueno, confirmando con retraso la llegada de la primavera que, según el calendario, debería haberse iniciado un mes antes.

Mientras camina, F.X. recapitula: cuarenta años, una mujer y dos hijos maravillosos. Sin embargo, no puede por menos de lamentar sus frecuentes desplazamientos y comidas de negocios que le alejan de su familia, algo que su mujer no deja de reprocharle.

Quince días antes, mientras daba vueltas al gato para cambiar una rueda del coche, sintió un dolor punzante en el centro del pecho; afortunadamente, sólo duró unos minutos, y después pudo continuar su tarea como si nada hubiera sucedido.

Pensando que no tenía importancia, no dijo nada a su mujer, pero le preguntó a un compañero de trabajo que había sufrido un infarto acerca de los síntomas que tuvo.

Éste le aconsejó vivamente que consultara a un cardiólogo. Pero desde entonces F.X. tuvo ocasión de realizar otros esfuerzos importantes y ver qué ocurría; como no ocurrió nada, restó importancia al asunto, diciéndose que sería conveniente reducir el consumo de cigarrillos.

Después de la cena, mientras la familia, cómodamente instalada, ve la película de la televisión, F.X. vuelve a sentir el mismo dolor.

–Voy a acostarme, estoy cansado.

–¿Te encuentras mal?

–No, pero prefiero meterme en la cama.

–En ese caso acuesto a los niños y ahora voy.

Esta vez el dolor es mucho más fuerte, se extiende a todo el pecho, al brazo izquierdo, a la mandíbula; algunas gotas de sudor comienzan a perlar su frente.

–Cristina...

–¿Qué te ocurre?

–No me encuentro bien, me duele mucho el pecho.

–Pero si estás muy pálido. Voy a llamar al médico.

–Tráeme la palangana, tengo ganas de vomitar.

La señora X. se precipita al teléfono.

–¿Oiga? ¿Podría hablar con el doctor Y.?

–Soy yo.

–Buenas noches, doctor, soy la señora X., le llamo porque mi marido se siente muy mal.

–¿Qué le ocurre?

–Tiene un dolor muy fuerte en el pecho, suda mucho y acaba de vomitar.

–Sobre todo que no se mueva, voy inmediatamente.

Apenas cuatro minutos después llaman a la puerta.

–Venga por aquí, doctor.

–¿Quiere dejarme solo con su marido?

Y cuando ya están solos:

–¿Todavía le duele?

–Es horrible, es como si algo me oprimiera el pecho, como si tuviera un enorme peso encima; haga algo, tengo la impresión de que me voy a morir.

El médico saca el estetoscopio y el tensiómetro; después le da una pastilla al paciente.

–Pártala y deje que se deshaga bajo la lengua.

–¿Qué es?

–Trinitrina.

Después emprende un examen rápido.

–¿Cuál es su tensión habitual?

–No lo sé, quizás 14. Sí, creo que esa era la que tenía la última vez.

–Bien, tiene usted 9. ¿Todavía le duele?

–Sí.

–Le voy a inyectar morfina; es inútil llamar a un cardiólogo, el tiempo apremia, es seguro que tiene usted un infarto. Voy a llamar a una unidad móvil de urgencia, tiene que ingresar urgentemente en un hospital.

Diez minutos después, otro médico, acompañado de dos camilleros, irrumpe en el piso.

–Creo que este hombre tiene un infarto.

–Le vamos a hacer un electrocardiograma antes de trasladarle. ¿Aún le duele?

–Sí, pero ya es más soportable.

El médico de la unidad móvil le coloca unos brazaletes alrededor de las muñecas y de los tobillos y unas pequeñas ventosas sobre el tórax. Se pone en marcha el aparato registrador.

–Es un infarto. Le tendremos bajo control constante.

El médico coloca otros tres electrodos sobre el tórax, y los conecta esta vez al monitor, una especie de televisor pequeño que permite vigilar constantemente el electrocardiograma del paciente.

–Señora, vamos a llevar a su marido al hospital. En nuestro centro nos han informado que hay una plaza en la unidad de cuidados intensivos coronarios.

Una hora y media después de la llamada

al médico, F.X. llega a la unidad de cuidados intensivos cardiológicos del hospital.

F.X. ya no siente dolor; incluso se ha dormido durante el traslado debido al efecto de la morfina, y sólo se ha despertado cuando le pasaban de la camilla a la cama.

–¿Dónde estoy?

–En el servicio de cuidados intensivos del hospital. Ahora todo va bien, pero vamos a vigilarle durante algunos días.

La persona que le contesta es una enfermera. Al mismo tiempo le desnuda, le conecta al monitor y le saca algunos centilitros de sangre.

El reanimador de guardia del hospital, parado delante de la puerta, recaba del médico de la unidad móvil la información acerca de la situación y de los medicamentos administrados.

–Es un infarto posteroinferior.

–Sí, ya lo veo en el electrocardiograma. ¿No tiene complicaciones?

–No, un ligero descenso de la tensión y raras extrasístoles ventriculares.

F.X. permanecerá algunos días en este sector ultraespecializado del hospital.

Estas unidades permiten vigilar permanentemente a los enfermos las veinticuatro horas del día. Están equipadas con un material complejo con el que se puede hacer frente de inmediato a cualquier complicación.

Cinco días después, F.X. se entera con satisfacción de que va a abandonar el servicio de cuidados intensivos. No es que se encontrase mal en él, antes lo contrario, la vigilancia constante le hacía sentirse seguro, pero es la prueba tangible de que está mejor.

Desde hace dos o tres días, el fisioterapeuta viene regularmente a verle para hacerle realizar pequeños ejercicios en la cama, para mantener la forma, según le ha explicado. Pero al enfermo no le habían autorizado a levantarse todavía; ahora podrá hacerlo. Ha recuperado una cierta autonomía, por fin podrá comer en una mesa y, sobre todo, ir al servicio (la cuña le resultaba especialmente molesta a pesar de la comprensión y la discreción del personal).

Poco a poco, F.X. va realizando todas las actividades de la vida cotidiana. El fisioterapeuta le enseña nuevos ejercicios cada día. Los médicos le han asegurado que antes de que termine la semana le someterán a una prueba de esfuerzo antes de trasladarle a un centro de rehabilitación donde permanecerá un mes.

¿Podría F.X. haber evitado el infarto?

Quince días antes del accidente, F.X. tuvo un primer aviso fugaz al que no hizo caso.

Este dolor era ya, de hecho, una angina de pecho. Si hubiera consultado a un médico, éste habría podido sospechar el diagnóstico, recomendar a F.X. que evitara esfuerzos y administrarle los medicamentos necesarios, con lo que tal vez se hubiera podido evitar el infarto.

El primer dolor de angina de pecho no significa necesariamente que el infarto sea inminente. Sin embargo, cuando la angina de pecho aparece con frecuencia a causa de esfuerzos mínimos, e incluso en ausencia de ellos, y no se alivia con los medicamentos, se hacen necesarios la hospitalización y un tratamiento enérgico, so pena de que se produzca un infarto.

¿Cómo puede reconocerse un principio de infarto?

Los síntomas de F.X. eran muy significativos: un dolor violento en el pecho que puede irradiarse al brazo, sobre todo al izquierdo, a la mandíbula o a la espalda, muy angustioso, con sensación de muerte inminente, que suele ir acompañado de sudores, náuseas y vómitos.

Un dolor torácico prolongado, acompañado de malestar, fatiga, sudores y náuseas exige acudir a la consulta lo antes posible.

A veces, los signos son menos característicos, y sólo se llega al diagnóstico por el electrocardiograma y la determinación de las enzimas cardíacas en la sangre.

Incluso hay infartos totalmente indoloros que pasan inadvertidos.

¿Qué debe hacerse al sentir un dolor que podría significar un infarto?

El peligro es más acusado en las primeras horas, por lo que es primordial evitar cualquier esfuerzo y hospitalizar al paciente lo antes posible.

Hay que llamar al médico y acostarse. Mientras llega, hay que partir una pastilla de trinitrina, si es que se tiene, y dejar que se deshaga bajo la lengua; si lo que se sufre es una crisis de angina de pecho, la aliviará, pero si es un infarto no tiene ningún efecto. Este dato ayudará al médico a valorar la situación.

El médico se encargará de llamar una ambulancia o, si lo considera útil, a una unidad móvil de urgencia para trasladar al enfermo en un vehículo equipado con todo lo necesario para los cuidados urgentes y que cuente con un médico reanimador.

Si no es posible avisar rápidamente al médico, no dude en llamar usted mismo a una ambulancia o a los bomberos.

No es raro que, si no consiguen asistencia con rapidez, los pacientes lleguen en automóvil al hospital, acompañados de un familiar.

¿De qué medios diagnósticos dispone el cardiólogo?

En los últimos diez años, la cardiología se ha beneficiado sobremanera de los avances tecnológicos. Los nuevos aparatos proporcionan un sinnúmero de datos que permiten saber más de la enfermedad y, por tanto, controlarla mejor.

El *electrocardiograma* (o ECG) es el más antiguo, pero sigue siendo un aliado indispensable del cardiólogo. Sirve para registrar la actividad eléctrica del músculo cardíaco. Casi todas las lesiones cardíacas pueden, en algún momento de su evolución, ir acompañadas de alteraciones eléctricas. Por tanto, la lectura del electrocardiograma aporta datos preciosos.

Así ocurre en el infarto, pues el registro permite establecer el diagnóstico, localizar la lesión e identificar ciertas complicaciones.

El *electroscopio* es un instrumento de vigilancia mediante el cual puede controlarse permanentemente la actividad eléctrica del corazón. El paciente es conectado a la pantalla, mediante un cable o un emisor que lleva consigo y que transmite la actividad eléctrica por ondas. En este último caso no son necesarios cables, y el paciente puede desempeñar una actividad normal: es la telemetría. En los primeros días del infarto se practica sistemáticamente vigilancia electroscópica en el servicio de cuidados intensivos.

El *Holter* permite hacer un registro electrocardiográfico continuo en una cinta durante veinticuatro horas. Funciona con pilas, apenas estorba y no impide al paciente proseguir sus actividades. La lectura se hace con ayuda de un ordenador, para que el médico pueda controlar y seleccionar las veinticuatro horas inscritas en la cinta. Este aparato no permite un estudio preciso como el electrocardiograma, pero tiene dos ventajas sobre él: el registro se hace durante las actividades de la vida diaria y no en reposo, en cama, y la longitud del período registrado aumenta la probabilidad de que aparezcan fenómenos que no podrían apreciarse en un electrocardiograma habitual, dada su escasa duración. Suele usarse en las semanas que siguen al infarto para asegurarse de que se toleran bien las actividades habituales.

La *prueba de esfuerzo* consiste en obtener un registro electrocardiográfico completo mientras se realiza un esfuerzo, consistente en pedalear en una bicicleta o andar sobre una cinta móvil. Suministra datos muy valiosos, en especial en la enfermedad coronaria; más adelante volveremos a ocuparnos de ella.

El *ecocardiógrafo* es un aparato que emite ultrasonidos con el que es posible visualizar las válvulas y las cavidades cardíacas, pero no ver directamente las arterias coronarias. En los enfermos coronarios se usa para comprobar el funcionamiento del músculo cardíaco.

Por último, el *fonocardiograma* registra soplos y los ruidos cardiacos.

Todos estos estudios se denominan incruentos, no presentan ningún riesgo y no exigen ninguna maniobra dolorosa, por lo que pueden repetirse tantas veces como sea necesario.

También es indolora la *escintigrafía* cardíaca, que consiste en inyectar en una vena del brazo partículas radiactivas que se localizan gracias a una cámara de escintilación. Según el producto empleado, las partículas permanecen en la circulación y delimitan las cavidades cardíacas y sus contornos, permitiendo estudiar sus movimientos, o se fijan en el músculo cardíaco en una cantidad que depende del riego sanguíneo vascular que este tejido reciba. En este caso, si una zona del músculo cardíaco (miocardio) no está vascularizada debido a un infarto, el producto radiactivo no podrá alcanzarla, y se apreciará un defecto de fijación.

En la angina de pecho puede combinarse la escintigrafía con una prueba de esfuerzo, de tal forma que se hagan evidentes las zonas que durante el esfuerzo tienen una fijación escasa de isótopo, desenmascarando así un déficit a menudo invisible en reposo.

A pesar de que exige el uso de medios técnicos abundantes costosos y de los problemas que entraña el manejo de los radioisótopos, esta técnica se utiliza con frecuencia cada vez mayor.

El *cateterismo cardíaco* es una prueba un poco más delicada que ocasionó incluso al principio algunos accidentes. En la actualidad los médicos tienen mucha práctica en su realización, por lo que son rarísimas las complicaciones, compensadas sobradamente por su inmensa utilidad.

Las cavidades cardíacas y las arterias coronarias no son opacas a los rayos X. El cateterismo consiste en introducir por una arteria o una vena de un miembro una sonda que se hace avanzar hasta llegar al corazón o a las arterias coronarias. Entonces, se introduce en el catéter un producto opaco a los rayos X que permite observar los diferentes elementos en una placa radiográfica.

La visualización de las cavidades cardíacas se denomina *angiografía,* y la de las arterias coronarias *coronariografía.* Este estudio radiológico va acompañado de la medición de las presiones de las distintas cavidades cardíacas; una presión anormalmente elevada en el ventrículo izquierdo es indicativa debilidad del músculo cardíaco.

¿Qué riesgos entraña el cateterismo cardíaco?

Los inconvenientes principales de este estudio son la obligación de permanecer tendido, a veces bastante rato, en una mesa de radiología incómoda, y una sensación de calor en el momento de la inyección del contraste.

La introducción de la sonda se hace bajo anestesia local, y su progreso a lo largo del vaso es absolutamente indoloro. Es posible que aparezcan alteraciones en el lugar donde se ha pinchado el vaso (hematomas). Los accidentes graves (infarto, muerte) son excepcionales hoy en día.

Este estudio no se hace en todos los cardiópatas. Es casi sistemático antes de cualquier intervención quirúrgica sobre el corazón, y obligatorio cuando está previsto practicar una derivación coronaria. Es el único método que permite ver las arterias coronarias, la importancia y el lugar de asiento de una obstrucción.

¿De qué medicamentos dispone el médico?

El cardiólogo tiene la satisfacción de disponer de remedios muy eficaces que han cambiado por completo el perfil de esta enfermedad.

A continuación pasaremos revista a las principales familias de medicamentos; esta lista no es ni mucho menos exhaustiva, y el médico es el único que está capacitado para saber lo que más conviene a cada enfermo.

Los derivados nitrados

Provocan a la vez un efecto de alivio del trabajo del corazón (que precisa con ello menos oxígeno) y una dilatación de las arterias coronarias que favorece el aporte de más sangre, y por tanto de más oxígeno, al músculo cardíaco.

Los productos de acción inmediata están generalmente compuestos de trinitrina. Para que actúen, es preciso partirlos y dejar que se deshagan bajo la lengua. Son tan eficaces que todo enfermo coronario debe llevarlos siempre en el bolsillo y tomarlos si siente un dolor torácico.

Es posible que el dolor ceda rápidamente, como máximo en algunos minutos, caso de que su origen sea cardíaco. El enfermo se encuentra mejor, y debe informar a su médico.

También puede ocurrir que el dolor no remita y no sea de origen cardíaco, salvo si se trata de un infarto, pero en este caso el malestar es tal que el sujeto se alarma lo suficiente como para avisar al médico.

Algunos preparados no necesitan partirse, sino que simplemente se colocan bajo la lengua. Pueden provocar dolores de cabeza inofensivos pero a veces molestos, o vértigo, debido a la disminución de la tensión arterial, que desaparece al sentarse o al tumbarse. Su ingestión repetida no entraña peligro. No dude en usarlos (a menos que su médico encuentre alguna contraindicación) cada vez que sienta un dolor cardíaco, o incluso antes de un esfuerzo que usted sepa que puede desencadenarlo.

Su principal inconveniente es la corta duración de su efecto. Se han buscado productos de la misma familia pero con acción más prolongada: son los derivados nitrados de efecto retardado. Por desgracia, también su eficacia es menor.

Los bloqueadores beta

Han supuesto una verdadera revolución en el tratamiento de la insuficiencia coronaria, debido a su extraordinaria eficacia en la angina de esfuerzo. Al retardar el ritmo del corazón, disminuyen sus necesidades de oxígeno. De este modo, la circulación coronaria será suficiente tanto en reposo como durante el esfuerzo, y el enfermo podrá soportar mejor el ejercicio físico y las emociones.

Dada su eficacia, cada vez es mayor el número de laboratorios que los fabrican, por lo que disponemos de una gran variedad de ellos.

Cuando se use amiodarona deben evitarse las exposiciones prolongadas al sol, ya que pueden producir quemaduras cutáneas.

Los antagonistas del calcio

También reducen las necesidades de oxígeno del corazón y evitan el espasmo de las arterias coronarias, lo que les hace muy útiles en la angina espontánea.

Todos estos productos permiten tratar la insuficiencia coronaria, es decir, el aporte insuficiente de combustible al corazón.

Hay otros fármacos que no van encaminados a tratar la insuficiencia coronaria, sino sus posibles consecuencias: la insuficiencia cardíaca y los trastornos del ritmo.

Medicamentos para la insuficiencia cardíaca

La insuficiencia cardíaca es la fatiga del corazón, que no es capaz de bombear la cantidad de sangre necesaria para satisfacer las necesidades del organismo. En general es capaz de hacerlo en reposo, pero al realizar un esfuerzo no puede aumentar en grado suficiente su rendimiento, y el resultado es la aparición de un ahogo.

Disponemos de varias familias de medicamentos útiles para ayudar a un corazón débil.

Los *digitálicos* devuelven la vitalidad al corazón al aumentar su fuerza de contracción.

Los *diuréticos* reducen el trabajo cardíaco al disminuir el volumen sanguíneo y, por tanto, la cantidad de líquido que ha de bombear el corazón. Al principio de un tratamiento diurético se orina más, de forma que el volumen de sangre circulante disminuye y se produce una pequeña pérdida de peso; después, la diuresis (cantidad de orina eliminada a diario) se normaliza (de lo contrario el individuo se secaría como una esponja). Sin embargo, hay que seguir tomando el medicamento, pues de lo contrario la diuresis disminuirá de nuevo hasta regresar al estado anterior al tratamiento.

Los *vasodilatadores* dilatan los vasos. El aumento del calibre de las venas reduce la cantidad de sangre que llega al corazón, y, por tanto, el trabajo de éste. La dilatación de las arterias reduce la presión que tiene que vencer el corazón, que se fatiga menos al trabajar con resistencias menores.

El tratamiento de la insuficiencia cardíaca debe acompañarse siempre de una dieta pobre en sal (pág. 92).

Medicamentos para los trastornos del ritmo

Los *antiarrítmicos* permiten controlar las anomalías del ritmo cardíaco, como son las extrasístoles, cuando son demasiado numerosas.

Algunos compuestos tienen la ventaja de reunir varias propiedades: la amiodarona se usa para combatir la insuficiencia cardíaca y los trastornos del ritmo; los bloqueadores beta son eficaces en la hipertensión arterial, los trastornos del ritmo y la insuficiencia coronaria.

Los anticoagulantes

El objetivo de su uso es evitar la trombosis, pues el propio coágulo puede provocar una obstrucción del vaso en que asienta y, por tanto, un infarto.

No se emplean en los enfermos coronarios de modo sistemático, aunque sí con mucha frecuencia, sobre todo en los meses siguientes a un infarto o a la realización de una derivación coronaria.

La heparina es el anticoagulante más eficaz. Por desgracia, al ser inactiva por vía oral sólo se utiliza en casos agudos.

Los inhibidores de la vitamina K tienen la ventaja de ser activos por vía oral. La fluidificación de la sangre se controla por medio de varias pruebas biológicas distintas. Las más corrientes son el tiempo de protrombina (TP), que en el curso del tratamiento debe dar valores del 25 al 35 %, y la prueba de Owren, en la que han de obtenerse tasas de entre el 10 y el 20 % (que pueden variar ligeramente según los laboratorios).

– si las cifras están por debajo del límite inferior, puede haber riesgo de hemorragia.

– si superan el límite superior, el anticoagulante no es eficaz.

La fluctuación del tiempo de protrombina (TP) o de la prueba de Owren, a pesar del consumo regular de anticoagulantes, obliga a practicar controles reiterados; al principio del tratamiento una vez a la semana, luego cada quince días y por último, cuando las cifras se hayan estabilizado en la gama de valores deseada, una vez al mes.

Hay muchos medicamentos capaces de modificar la actividad de los anticoagulantes; son ejemplos la aspirina, los antiinflamatorios, algunos fármacos que reducen la concentración de colesterol, ciertos antibióticos y los barbitúricos.

Esto significa que no debe tomarse ningún medicamento sin consultar antes al médico. Ha de advertírsele siempre si el tratamiento anticoagulante se lo ha recetado otro médico o en el hospital. (También debe prevenirse al dentista y al cirujano.) En caso de accidente, puede resultar útil llevar en la cartera un papel en el que se indique el tratamiento que está siguiendo.

Es muy importante tomar estos medicamentos correctamente y controlar su eficacia con regularidad. Si se olvida una toma, no es necesario doblar la dosis al día siguiente.

La propensión al sangrado de las encías, las equimosis (cardenales) o el enrojecimiento de la orina pueden ser consecuencia de una anticoagulación excesiva, y aconsejan una determinación inmediata del tiempo de protrombina.

¿Es necesario usar muchos medicamentos para tratar una enfermedad cardíaca?

El médico es el único que puede decir lo que conviene en cada caso particular. Estos medicamentos también tienen sus contraindicaciones y efectos indeseables, por lo que deben prescribirse después de sopesar las ventajas y los inconvenientes.

Nunca debe juzgarse la eficacia del tratamiento por el volumen de la prescripción. No es raro que una enfermedad cardíaca requiera pocos medicamentos, o incluso ninguno. Hay que saber conformarse con lo indispensable, ya que lo superfluo es a veces incluso peligroso.

¿Qué es una derivación coronaria?

Hoy en día son corrientes muchas intervenciones quirúrgicas cardíacas, y en especial la cirugía de las coronarias o derivación coronaria.

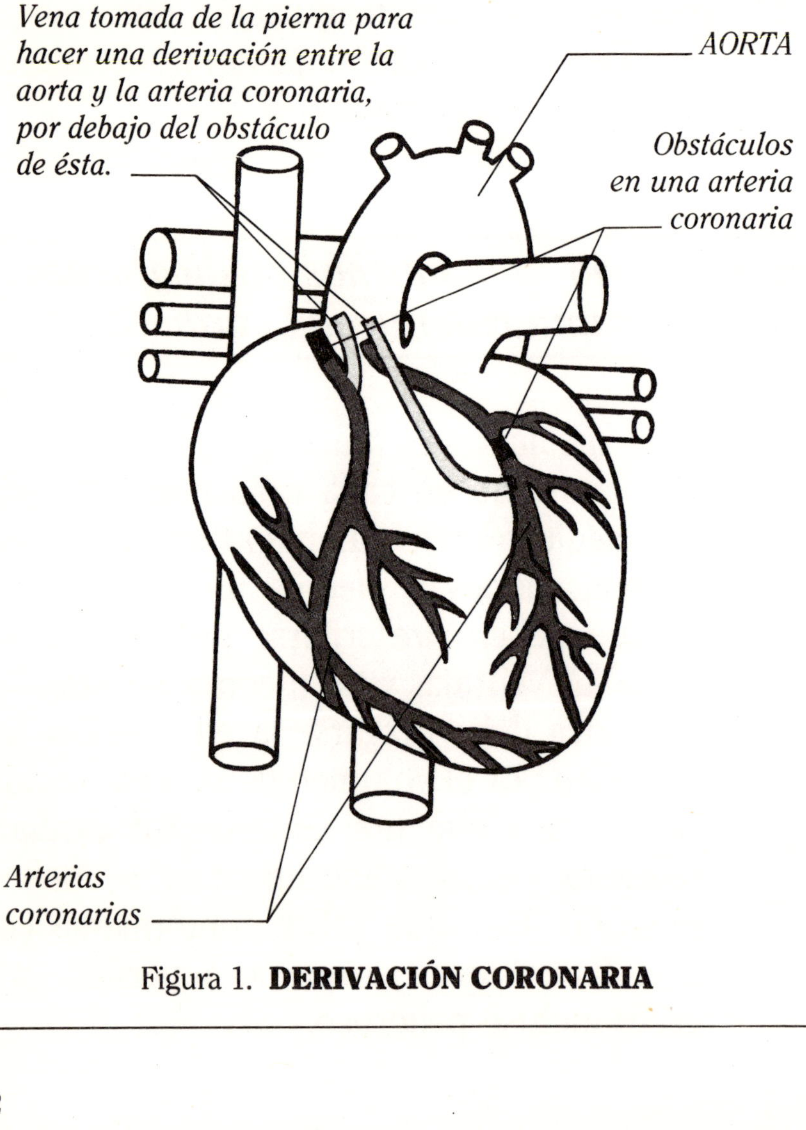

Figura 1. **DERIVACIÓN CORONARIA**

Estas intervenciones se han hecho posibles gracias a las técnicas de asistencia circulatoria, que permiten mantener el corazón en reposo (es decir, sin latir), aislado de la circulación sanguínea. Una máquina se encarga de la respiración y de la circulación del operado: es la circulación extracorpórea.

Cuando una arteria comienza a obstruirse, el territorio vascularizado por la parte de debajo de la obstrucción está mal irrigado. La derivación coronaria permite paliar esta irrigación defectuosa.

La técnica más empleada es la que utiliza una vena de la pierna, la safena. Esta operación consiste en insertar una porción más o menos larga de dicha vena entre la aorta y la arteria enferma por debajo de la obstrucción de ésta para restablecer un flujo sanguíneo suficiente (fig.1).

¿En qué casos está indicada esta operación?

El número de candidatos a esta cirugía se ha ampliado considerablemente gracias al dominio de la técnica quirúrgica, de la anestesia y de la reanimación.

No todos los enfermos con angina de pecho o infarto están en condiciones de sufrir una derivación coronaria.

La intervención está indicada cuando el tratamiento médico no controla el dolor de la angina de pecho, o en los casos en que está demostrado que la cirugía reduce los riesgos de un nuevo accidente, en particular si se trata de un infarto.

¿Existen métodos nuevos de tratamiento de la enfermedad coronaria?

Recientemente han aparecido dos técnicas: la trombólisis y la angioplastia transluminal.

La trombólisis se utiliza para tratar el infarto de miocardio. Consiste en practicar lo antes posible, una vez iniciado el infarto, una coronariografía para localizar la arteria coronaria obstruida por debajo del coágulo sanguíneo; a este nivel se inyecta un producto trombolítico (urocinasa o estreptocinasa) capaz de disolver el coágulo. El objetivo de esta técnica es, si no evitar el infarto, limitar al menos su extensión.

Si en una segunda coronariografía se

comprueba que el coágulo se ha disuelto, la arteria vuelve a ser permeable y el territorio que irriga no está muy lesionado, está indicado realizar una derivación coronaria para evitar que se produzca un infarto si la arteria se obstruye de nuevo.

Con esta técnica las probabilidades de éxito aumentan si se trata rápidamente al enfermo, en las primeras horas posteriores al accidente, lo que constituye un argumento más a favor de la hospitalización urgente.

Aunque los primeros resultados sean esperanzadores, las limitaciones de tiempo y la necesidad de aparatos caros (coronariografía) no han permitido hasta el momento la generalización de esta técnica.

La angioplastia transluminal consiste en introducir una sonda con un balón por la arteria lesionada; se practica en pacientes en los que la coronariografía revela un estrechamiento localizado de una arteria coronaria en las proximidades de la aorta.

El balón, colocado a la altura de la estenosis, se hincha para ensanchar la zona.

Esta técnica reciente permite evitar la intervención quirúrgica; la necesidad de que aparezcan lesiones determinadas en la coronariografía (estrechamiento único y cercano a la aorta) limita las indicaciones.

Se advertirá al enfermo de que, en caso de que este método fracase, habrá que practicarle una derivación coronaria.

¿Cómo es posible que un mismo enfermo reciba opiniones diferentes de distintos médicos acerca de los cuidados a que debe someterse después de haber sufrido un infarto?

No es raro que después de haber sufrido un infarto un paciente que consulte a dos médicos escuche opiniones divergentes acerca del tratamiento idóneo. Los aspectos que plantean más problemas son el tratamiento anticoagulante, la indicación de la coronariografía y la oportunidad de realizar una derivación coronaria.

Hasta hace unos años, solía considerarse que, salvo en presencia de contraindicaciones, era obligatorio un tratamiento anticoagulante tras haber sufrido un infarto de miocardio, y debía mantenerse indefinidamente. Esta actitud se basaba en un razonamiento simple: el infarto se debe a una obstrucción completa de una arteria por un coágulo de sangre, y los anticoagulantes se administran para impedir la formación del coágulo.

Hoy día, aunque sigue habiendo casos concretos en los que todo el mundo está de acuerdo en la necesidad de instaurar un tratamiento anticoagulante después de un infarto, no existe unanimidad sobre la conveniencia de tal actitud con el único fin de evitar una nueva obstrucción de una arteria coronaria, es decir, una repetición del infarto.

Se plantean de nuevo dos preguntas, cuya respuesta no es tan evidente como parecía antes:

– ¿Es realmente el coágulo sanguíneo (o trombosis) la causa del infarto?

– ¿Son realmente capaces los anticoagulantes, y en especial los orales, inhibidores de la vitamina K, de impedir la formación del coágulo?

Podemos añadir una tercera:

– ¿No son en definitiva los inconvenientes del tratamiento anticoagulante, y en concreto el riesgo de hemorragia (por raro que sea), más importantes que sus efectos beneficiosos?

Tanto unos como otros tienen argumentos biológicos, fisiopatológicos, clínicos y anatomopatológicos para defender sus teorías. En definitiva, sólo mediante experimentos terapéuticos sumamente cuidadosos, como algunos que ya se han empezado, será posible resolver esta eterna controversia.

Dada su gran importancia, volveremos a hablar de estos experimentos, que consisten en comparar una población tratada con otra no tratada. Lo que podemos decir actualmente, sobre los inhibidores de la vitamina K, es que su uso no se considera tan imperativo como antes y que, en caso de recetarlos, no deben mantenerse durante un tiempo indefinido, salvo en casos concretos.

Otro aspecto debatido es el del momento oportuno para practicar una coronariografía en un paciente que ha sufrido un infarto. Ya hemos visto que, cuando puede realizarse, la prueba de esfuerzo es un medio excelente para calibrar las posibilidades físicas del enfermo y determinar en cierta medida si su corazón está o no amenazado; pero también se sabe que a veces esta prueba puede no ser capaz de localizar otras lesiones coronarias (aparte de la obstrucción arterial responsable del infarto).

Hay otros motivos que pueden inducir al médico a considerarla indicada.

Uno de ellos es el de efectuar pronósticos: el conocimiento exacto de la anatomía de las arterias coronarias, de la importancia del territorio afectado por el infarto y de la existencia de lesiones coronarias asociadas permitirá orientar mejor al enfermo en su vida social y profesional (sobre todo si desempeña un trabajo difícil) y en sus actividades físicas.

El otro motivo es de índole terapéutica; esta prueba estará indicada siempre que se piense que hay probabilidades significativas de encontrar lesiones que justifiquen una intervención quirúrgica.

Las indicaciones de esta técnica, aún reciente, se han extendido progresivamente, pero no es de extrañar que todavía no se hayan concretado suficiente, lo que explica las diferencias de opinión ante los casos límite.

La indicación de la derivación coronaria es sin duda la que suscita opiniones más encontradas. ¿Cuándo y para qué está indicada la intervención quirúrgica?

Actualmente, todo el mundo está de acuerdo en que, cuando un paciente tiene dolores de angina de pecho que entorpecen su actividad haya sufrido o no un infarto, a pesar de seguir un tratamiento médico adecuado, ha de ser intervenido, siempre que la operación sea técnicamente practicable, para aliviarle. Aunque el paciente no sufra dolores, es posible que esté indicada la intervención con el fin de evitar que sufra un infarto o una recidiva y de prolongar su esperanza de vida.

Teóricamente, el principio es perfecto: una arteria parcialmente obstruida puede cerrarse por completo y provocar un infarto. La derivación, cuya técnica ya hemos explicado, permite sortear el obstáculo, de tal forma que aunque la arteria se obstruya por completo la sangre seguirá fluyendo por la derivación y no habrá ninguna consecuencia.

La teoría es incontrovertible, pero ¿es siempre exacto este razonamiento en la práctica? ¿Ofrece la cirugía una garantía absoluta? Como en todo lo relacionado con la medicina y la salud del hombre, el absoluto no existe, y la cirugía también puede fracasar.

Nos enfrentamos al mismo problema que con los anticoagulantes: la única manera de saber en qué pacientes es beneficiosa la cirugía, es realizar ensayos comparados entre dos poblaciones que presenten las mismas características, tratando a unos con medicamentos y operando a otros.

Los criterios de comparación considerados hasta ahora han sido la existencia o no de un infarto y el número de arterias lesionadas visibles en la coronariografía.

Al principio, se comparaban la esperanza de vida y las recidivas del accidente cardíaco entre la población operada y la tratada médicamente en una época en que aún no se practicaba la derivación.

Los resultados estaban falseados porque, mientras tanto, los medicamentos habían avanzado mucho: por tanto, se subestimaba la eficacia del tratamiento médico.

Después fue la cirugía la que progresó, invalidando los resultados de las primeras investigaciones.

A veces, a los médicos les resulta difícil orientarse debido a esta evolución perpetua, y su perplejidad aumenta por la posibilidad de que los resultados de dos investigaciones parecidas sean contradictorios entre sí.

Poco a poco se ha ido aclarando el panorama, y se han establecido indicaciones de los medicamentos y la cirugía según un modelo, aún incompleto, que puede evolucionar en función de los avances que experimente cada uno de los métodos de tratamiento.

Lo que es indudable es que la derivación coronaria ya no es un último recurso al que se acude cuando todos los demás han fracasado; los enormes avances conseguidos en este campo le han llevado a ocupar de pleno derecho un lugar en el abanico terapéutico de que dispone el médico.

La intervención quirúrgica ya no se practica en casos de extrema gravedad, sino que es un medio terapéutico más que tiene por objetivo lograr que el paciente pueda reemprender una vida normal con el máximo de probabilidades de evitar un nuevo accidente.

¿Para qué sirven los experimentos terapéuticos?

Si un lego en la materia asistiera a un congreso de cardiología, seguro que se sorprendería de la cantidad de cifras citadas por cada conferenciante. Los estudios comparativos y sus interpretaciones estadísticas ocupan un lugar primordial en la medicina de hoy. Así ocurre especialmente en el campo de los medicamentos y, más ampliamente, de la terapéutica, incluidas la dietética, las medidas higiénicas y la cirugía.

Aunque es relativamente sencillo controlar la capacidad de un medicamento para reducir la tasa de azúcar o de colesterol en la sangre, es mucho más difícil apreciar si es realmente eficaz en la prevención de los riesgos relacionados con la diabetes o la hipercolesterolemia. Igualmente resulta difícil asegurar que un tratamiento, médico o quirúrgico, disminuye el riesgo de recidiva del infarto y prolonga la esperanza de vida, incluso aunque teóricamente pueda hacerlo.

Sólo los experimentos terapéuticos realizados sobre una población lo bastante amplia pueden aportar datos concluyentes. Los experimentos controlados son una nueva exigencia que se ha impuesto la medicina moderna y a la que no siempre es fácil responder. Este método consiste en comparar el efecto de un tratamiento nuevo (que también puede ser quirúrgico) o de uno ya conocido empleado en una indicación nueva, y la ausencia de tratamiento o, mejor, la administración de un placebo o de un tratamiento de referencia que ya se emplea de modo general para esta indicación.

La utilización de un placebo se fundamenta en un hecho bien conocido por los médicos: la simple circunstancia de ver a un médico y tomar una medicación puede aliviar a ciertos enfermos, incluso aunque el fármaco empleado carezca de toda actividad: es lo que se denomina efecto placebo.

Las más usadas son las técnicas de doble ciego, en las que se trata a un número equivalente de pacientes con el producto nuevo o con el placebo (o el producto de referencia). La distribución ha de hacerse estrictamente al azar: tanto el médico como el enfermo ignorarán si el producto consumido es el nuevo o el de referencia.

¿Son lícitas estas prácticas?

Para la colectividad, la respuesta es indudable: la no realización de estos estudios ha provocado demasiados errores en el pasado, en forma de medicamentos ineficaces o con más inconvenientes que ventajas.

En el plano individual, estas prácticas son perfectamente defendibles desde el punto de vista ético, siempre que se tomen las debidas precauciones. Cuando se inicia el estudio, los datos experimentales y analógicos permiten esperar que el nuevo tratamiento sea más eficaz que el producto de control. Si el compuesto ha superado todas las etapas de la investigación científica, encaminadas sobre todo a comprobar que se tolera bien, es lícito usarlo en el hombre. Pero en este momento la mayor eficacia no pasa de ser equivocada, por lo que no está justificado administrar de entrada el nuevo tratamiento a todos los enfermos. Siempre que ya exista un tratamiento eficaz disponible, el producto de referencia no será un placebo, sino dicho tratamiento.

Aunque el médico que prescribe no sabe qué es lo que está administrando, hay un segundo médico, o lo que se denomina un comité de ética para grandes estudios, que está perfectamente informado acerca del producto utilizado y de los resultados comunicados por el médico que lo administra. A la vista de los resultados, este comité tiene la facultad de interrumpir el estudio en cualquier momento si cree poseer datos suficientes para afirmar que el producto nuevo es superior (lo que beneficiará a todo el mundo) o considera que no responde a las esperanzas en él depositadas, en cuyo caso no volverá a administrarse.

Estos experimentos terapéuticos plantean numerosas dificultades.

La primera es la de conseguir dos poblaciones de enfermos estrictamente comparables; se necesita un número de pacientes suficiente para que los resultados tengan valor estadístico. En algunos estudios sobre fenómenos raros, como la recaída de un infarto o la prolongación de la esperanza de vida son necesarios grupos de población muy importantes y períodos de estudio prolongados incluso de varios años, lo que obliga a trabajar en colaboración con varios centros médicos, ciudades o incluso países. Se habla entonces de estudios multicéntricos.

La segunda dificultad es el riesgo de introducir un sesgo metodológico que falsearía el estudio:

– por falta de rigor en la distribución al azar de los enfermos;

– por formación de dos grupos que no sean estrictamente comparables;

– porque las condiciones del estudio no corresponden a la realidad (por ejemplo, hubo un experimento sobre anticoagulantes que fue objeto de críticas porque el efecto anticoagulante se controlaba mejor por medio del tiempo de protrombina de lo que cabría esperar en la práctica cotidiana de la medicina).

Al hablar de la derivación coronaria hemos visto que aparecen dificultades de interpretación si no se analizan las dos poblaciones al mismo tiempo. A veces, para estar seguro de que las poblaciones son idénticas, se compara al paciente consigo mismo: por ejemplo, si se quiere valorar la eficacia de un medicamento en los dolores de angina de pecho, se administra al enfermo durante un tiempo el producto de referencia y después el nuevo, o a la inversa. Pero ni siquiera así el método es perfecto, porque la angina de pecho sigue una evolución caprichosa en la que se observan períodos de mejoría independientes del tratamiento que pueden falsear las conclusiones.

Hay cuatro elementos que deben tenerse en cuenta en la valoración de un medicamento:

– su eficacia;

– su toxicidad, que origina a veces efectos simplemente desagradables, pero otras también peligrosos;

– su aplicabilidad, que depende de la comodidad en el número de tomas diarias, de la vía de administración (comprimidos, sobres, inyecciones IM, etc.), de las posibles interacciones con otros medicamentos, de la necesidad de controlar su efecto mediante exámenes más o menos frecuentes (por ejemplo, el tiempo de protrombina en el caso de los anticoagulantes);

– su costo (siempre debe elegir el tratamiento más barato cuando exista igualdad en todos los demás aspectos).

Todos estos datos aislados no significan nada; sólo adquieren sentido si se comparan con la ausencia de tratamiento o con otro tratamiento utilizado como referencia en las mismas condiciones.

Cuando se hacen con rigor, estos estudios, que son indispensables, son muy difíciles de realizar, y sus resultados quedan falseados a veces por un sesgo metodológico no descubierto inicialmente; de ahí la conveniencia de hacer varios estudios destinados a comprobar la concordancia de los resultados. El médico, por su parte, debe ser pragmático y no dejarse convencer más que por la concordancia de los datos y el paso del tiempo.

¿Se limita el tratamiento del infarto de miocardio a la toma de medicamentos y, cuando procede, a una operación?

En modo alguno; el paciente desempeña también un papel importante en la rehabilitación para el esfuerzo, la elección de actividades adecuadas a sus posibilidades y las reglas higienicodietéticas que trataremos más adelante.

¿Qué es la rehabilitación física al esfuerzo?

En el año 1969, durante un seminario de la Organización Mundial de la Salud celebrado en Copenhague, se definió la rehabilitación del enfermo cardíaco como «el conjunto de actividades necesarias para asegurar a los enfermos cardíacos una condición física, mental y social óptima que les permita ocupar por sus propios medios un lugar lo más normal posible en la sociedad».

Se había puesto fin a una página de la historia de la medicina; el enfermo cardíaco ya no sería un disminuido precisado de ayuda, sino un ser responsable reinsertado en la vida social.

Hasta hace quince años, un infarto de miocardio se trataba con cuatro o cinco semanas de reposo absoluto y la prohibición de reemprender cualquier actividad.

Se partía del principio de que, al estar enfermo el corazón, había que someterle al menor esfuerzo posible, reduciendo al máximo la actividad física.

Este principio es claramente falso.

El reposo prolongado en cama origina una inadaptación del sistema cardiocirculatorio. Al mínimo esfuerzo, el corazón se acelera en exceso, y existe el riesgo de que la tensión arterial disminuya excesivamente, con lo que se obtiene un resultado opuesto al pretendido. Además, la inmovilización forzada favorece la atrofia muscular, la descalcificación ósea y la artrosis.

La tremenda fatiga o la debilidad de la que se quejaban los pacientes postrados en cama durante largos períodos a causa de un infarto no se debían tanto a la enfermedad en sí como al medio elegido para curarla.

Hoy día sabemos, por contra, que el entrenamiento físico regular tiene muchas ventajas:

– retrasa la evolución de la arteriosclerosis coronaria, es decir, la disminución del calibre de las arterias;

– mejora la vascularización del corazón;

– favorece el ahorro de trabajo cardíaco durante el esfuerzo, pues permite realizar ejercicios físicos más importantes gracias a la disminución del esfuerzo que se exige al corazón y de sus necesidades de oxígeno.

¿Cuál es el proceso actual de la rehabilitación tras un infarto?

La rehabilitación tiene tres fases.

La fase I comienza en los días siguientes a la aparición del infarto o a la práctica de una derivación coronaria. Su objetivo es evitar las complicaciones de la inmovilización prolongada.

La fase II es la comprendida entre la cuarta y la octava semanas posteriores al infarto, aunque a veces se prolonga. Se procura en ella la recuperación de una buena condición física, el aprendizaje de los ejercicios más adecuados y la toma de conciencia por parte del paciente de sus límites y posibilidades. Se lleva a cabo bajo vigilancia médica. Existen numerosos centros de rehabilitación que permiten el logro de estos objetivos.

La fase III es la de la vuelta al domicilio, la reinserción social y profesional y la continuación del ejercicio físico, que es indispensable.

La primera fase atañe a los sujetos que han sufrido un infarto de miocardio o una derivación coronaria.

Por tanto, tiene lugar en el hospital, en el que un fisioterapeuta hace realizar al enfermo ejercicios respiratorios y de flexibilidad adecuados a su estado, y le acompaña en las primeras actividades de la vida diaria: la primera vez que se levanta, camina o sube una escalera.

La segunda fase interesa a las personas que padecen angina de pecho, han sufrido un infarto de miocardio o han sido sometidos a una derivación.

En esta fase se practica una primera prueba de esfuerzo. El intervalo de tiempo entre el infarto y esta primera prueba se ha acortado considerablemente en los últimos años. Lo habitual es que se efectúe entre quince días y tres semanas después del infarto o la derivación, pero puede retrasarse si la cicatrización es lenta o el paciente no parece estar lo bastante estabilizado.

¿Qué es una prueba de esfuerzo?

Como su nombre indica, esta prueba consiste en efectuar un esfuerzo de dificultad creciente con vigilancia constante de la tensión arterial y electrocardiograma.

Esta prueba suscita, aunque cada vez menos, ciertas reticencias por parte de algunos enfermos, alarmados por los comentarios de la prensa acerca de posibles accidentes. Estos temores son desproporcionados. Antes de autorizar cualquier ejercicio físico, el médico debe asegurarse en la medida de lo posible de que el paciente está en condiciones de realizarlo.

Existen, lógicamente, reglas estrictas para la realización de la prueba de esfuerzo: vigilancia electrocardiográfica continua, existencia del material de reanimación indispensable, posibilidad de hospitalización rápida en caso necesario. El médico no practicará esta prueba en las personas en que pueda ser peligrosa.

La prueba de esfuerzo ha llegado a ser muy familiar para los cardiólogos, que conocen bien las contraindicaciones y los criterios que obligan a interrumpir el ejercicio antes de que aparezca una complicación.

En esta fase de la rehabilitación son muy importantes los datos que aporta la prueba:

– ¿Es adecuada la medicación? ¿Conviene realizar una coronariografía con vistas a una posible operación?

– ¿En qué nivel de esfuerzo podrá hacerse la rehabilitación?

Hay que enseñar al paciente a tomarse el pulso para no superar una cierta frecuencia cardíaca determinada por esta prueba.

¿En qué consiste la segunda fase de la rehabilitación?

Tiene lugar bajo vigilancia médica en un centro especializado. El paciente puede acudir en régimen ambulatorio o, mejor, hospitalizarse para permitir una vigilancia más estrecha. Debe considerarse como una fase de observación, de aprendizaje y de recuperación de la forma física.

Por lo general, se practican en ella tres clases de ejercicios:

– Sesiones de media hora diaria en la bicicleta ergométrica con vigilancia electrocardiográfica; así el control es más estrecho y, en consecuencia, el ejercicio puede ser más duro.

– Períodos diarios de gimnasia colectiva durante los que se ejercita toda la musculatura (y en especial la de las extremidades superiores y la abdominal, que no se emplean durante las sesiones de bicicleta); se realizan ejercicios de flexibilidad, de relajación y de aprendizaje de la respiración abdominal. Se agrupa a los pacientes según los resultados de la prueba de esfuerzo.

– Marcha libre cuyo nivel de dificultad depende también de la prueba de esfuerzo (marcha en terreno llano, en cuesta, distancias largas o cortas...).

En algunos individuos que han sufrido un infarto o una derivación coronaria, el ejercicio físico puede estar contraindicado como medio terapéutico durante algún tiempo a causa de una cicatrización incompleta.

El resto se someten a una segunda prueba de esfuerzo al final del período (o de las sesiones) de rehabilitación. En general se ha producido un progreso desde la primera, ya que ha pasado más tiempo desde que se produjo el infarto o se practicó la intervención.

Esta prueba aporta información tanto al médico (comprobación del tratamiento) como al paciente. (¿Podrá reemprender su trabajo con normalidad? ¿En qué plazo? ¿En qué ocupará su ocio? ¿Qué tipo de ejercicio podrá realizar? ¿Qué frecuencia cardíaca podrá alcanzar su corazón sin peligro?).

Con el fin de ayudarle, se han confeccionado tablas de equivalencia energética que permiten relacionar el nivel alcanzado en la prueba de esfuerzo con el gasto energético necesario para cualquier tipo de actividad. Las tablas son aproximadas, pero tienen gran valor orientativo (pág. 120).

El control de las pulsaciones será la segunda manera de asegurarse de que un esfuerzo determinado entra dentro de los límites autorizados.

¿Es necesario continuar los ejercicios físicos al volver a casa?

Al volver a casa, es muy importante proseguir la actividad física y aprovechar todo lo que se ha aprendido durante la rehabilitación, pues de lo contrario se perderá lo que se ha ganado. Es la tercera fase de la rehabilitación.

Lo ideal es una actividad regular tres veces por semana durante alrededor de treinta minutos a una hora.

Hay que respetar algunas reglas:

– comenzar por una fase de calentamiento y no pararse bruscamente;

– evitar los ambientes demasiado fríos o cálidos, que aumentan el trabajo cardíaco;

– perder el espíritu competitivo y conformarse con la satisfacción de mantenerse en forma.

El médico es el único que está en condiciones de decidir la idoneidad de cualquier tipo de ejercicio.

Para ayudarle en su elección, pasaremos revista a los distintos deportes, desde los más recomendables hasta los prohibidos en toda circunstancia.

Si su médico le autoriza a practicar ciertos deportes, sepa que los más apropiados para su corazón son: las caminatas, la carrera al trote, el ciclismo, la gimnasia, el golf y la natación.

La natación es un deporte excelente siempre que se respeten algunas reglas de sentido común: que el agua esté lo bastante caliente; en el mar, que se practique en un lugar donde el paciente haga pie y que no se bañe nunca solo; evitar las exposiciones prolongadas al sol.

Los deportes más violentos sólo son accesibles a los enfermos con coronariopatía leve que hayan obtenido buenos resultados en la prueba de esfuerzo. Éste es el caso del tenis, que se reserva a los buenos jugadores y, si es posible, debe practicarse en parejas.

Los principiantes evitarán el esquí. Escoja estaciones de altitud baja o media; confórmese con el esquí de pista, evitando los desniveles excesivos; por último, abríguese convenientemente para que el frío no le sorprenda.

Algunos deportes, como el alpinismo o el submarinismo, están formalmente contraindicados, en tanto otros deben evitarse porque exigen un gasto de energía demasiado brusco (deportes de combate, atletismo) o demasiado intenso (rugby, fútbol).

En general, debe usted desconfiar de los deportes de equipo en los que, a veces, la emulación obliga a ir más allá de los propios límites, y renunciar definitivamente a la competición.

Si su médico lo considera necesario, puede ser interesante repetir la prueba de esfuerzo una vez al año para asegurarse de que el nivel de actividad elegido es el adecuado.

Si le han prohibido el ejercicio físico, el mejor medio de mantenerse en forma sin fatigar su corazón son las caminatas diarias.

¿Cuánto tiempo hay que esperar para reanudar una vida más o menos normal?

En la inmensa mayoría de los casos, el enfermo coronario puede y debe reemprender una vida normal, siempre que lo haga de forma progresiva a partir de transcurridos entre seis semanas y dos meses del infarto. Vida normal no significa que se pueda hacer de todo. El respeto a ciertas reglas, por otro lado muy poco restrictivas, permitirá vivir sin fatigar o amenazar inútilmente su corazón.

¿Están autorizados los desplazamientos?

El automóvil

Vivimos en una sociedad en la que el coche está tan íntimamente unido a nuestras actividades que sería excesivo e injustificado privar sistemáticamente a todo cardíaco de conducir su vehículo.

He aquí algunos consejos para conducir con toda seguridad.

– Pregunte a su médico si existe alguna contraindicación temporal para conducir. Tal podría ser el caso si tiene usted dolores de angina de pecho frecuentes, abundantes extrasístoles y, sobre todo, si ha sufrido una pérdida de conciencia hace poco. Asegúrese también de que la conducción es compatible con los medicamentos que toma, y en especial los tranquilizantes.

– Evite las horas punta y los atascos. Provocan un nerviosismo nocivo, y el óxido de carbono que se respira es tóxico para el corazón.

– Elija si es posible un vehículo con dirección asistida y cambio automático, y si no un automóvil ligero.

– Adopte resueltamente el comportamiento de un «conductor novato»: conserve siempre la calma; salga con la antelación suficiente para no tener prisa; no circule a velocidad elevada.

– Si tiene que recorrer distancias largas, hágalo por etapas, o acompañado de una persona que sepa conducir.

– Haga revisar su coche regularmente.

– En caso de avería, no haga ningún esfuerzo inútil: renuncie a cambiar la rueda o a empujar el coche; pedir ayuda o abandonar el coche en busca de un taller no son actos vergonzosos.

–Por supuesto, no debe beber alcohol ni tomar comidas copiosas antes de ponerse al volante, pero tampoco salir con el estómago vacío.

– Por último, lleve ropa cálida y cómoda.

En cuanto al permiso de conducir, si es válido sólo para conducir vehículos ligeros no tiene obligación de informar de su accidente cardíaco a las autoridades administrativas, ni tampoco la tiene su médico. Si aún no ha obtenido el permiso, tiene que esperar como mínimo tres meses y demostrar que carece de alteraciones residuales: se le concederá el permiso por un período restringido de cinco años.

No es necesario que informe a su compañía de seguros, salvo que su contrato estipule la declaración obligatoria de cualquier variación de su estado de salud, cosa que es bastante rara.

Por el contrario, en el caso de los permisos para conducir vehículos pesados toda angina de pecho y todo infarto son incompatibles con la obtención o la renovación del permiso de conducir.

El avión

En la actualidad casi no plantea problemas. Las cabinas presurizadas conservan hasta los 6.600 m una presión no inferior a la del nivel del mar; a 12.000 m, la presurización corresponde a la existente a 2.200 m de altura (además, estos aviones disponen de oxígeno). Se piensa que una persona capaz de subir un piso sin problemas puede viajar en avión.

En general, los desplazamientos en avión se autorizan a los dos o tres meses del infarto y, en el caso de la angina de pecho, si está estabilizada. Si es necesario, puede reducirse este intervalo teniendo en cuenta los problemas que plantean los otros medios de transporte (cansancio, duración). Las compañías aéreas aceptan a estos pacientes entre tres y seis semanas después del infarto.

En cambio, está estrictamente prohibido que un enfermo coronario pilote aviones particulares o de línea.

El tren

Es un medio excelente en distancias cortas o medias. En trayectos largos, la litera puede resultar buena solución.

El barco

Si va a hacer un crucero o una travesía larga, asegúrese de que habrá un médico a bordo.

Existen ciertas reglas en todos sus desplazamientos:

– Evite llevar grandes cargas; es preferible llevar dos maletas pequeñas que una grande.

– Salga con antelación bastante para evitar la precipitación, la confusión y la angustia de llegar tarde.

– Lleve sus medicamentos y, si va al extranjero, asegúrese de que podrá conseguirlos o provéase de una cantidad suficiente.

– Lleve los documentos esenciales de su

historia clínica (informe del hospital, electrocardiograma reciente, prescripción y, si procede, cartilla de tratamiento anticoagulante).

¿Pueden afectar negativamente al corazón las temperaturas extremas y la altura?

Si hace usted un esfuerzo en una atmósfera cálida, su organismo y, por tanto, su corazón, soportarán un trabajo suplementario: la eliminación del exceso de calor derivado no sólo del ejercicio que realiza, sino de la temperatura.

La realización de grandes esfuerzos bajo unas condiciones de calor intenso puede llegar a originar síncopes.

El frío es un enemigo del enfermo coronario; tanto el frío cutáneo cuando no se está bien abrigado, como el del aire inhalado al respirar.

Por tanto, se recomiendan ropa de abrigo adecuada, la evitación de cambios bruscos de temperatura, la protección de la nariz con una bufanda cuando haga mucho frío y, en los casos más graves, incluso la permanencia en recintos cerrados (probablemente esto ya lo sabe), ya que existe el riesgo de desencadenar una crisis de angina de pecho.

Los sujetos habituados a vivir en sitios altos no tienen problema; es más, la enfermedad coronaria es rara en las personas que viven a grandes alturas.

Los demás pueden tener dificultades de adaptación, sobre todo si la insuficiencia coronaria no está bien equilibrada y la diferencia de altura es grande.

Cuando la enfermedad esté bien controlada, se puede autorizar al enfermo siempre que evite las alturas excesivas (2.000 m o más) y los cambios bruscos de altitud (así, deberá evitar tomar un teleférico).

¿Pueden reanudarse las relaciones sexuales después de un infarto?

La reanudación de las relaciones sexuales suele provocar temor e incertidumbre al cardíaco y a su pareja, que recuerdan casos de muerte súbita durante las relaciones sexuales.

Sin embargo, en estudios estadísticos de

casos reales, y no basados en impresiones, se ha comprobado que la muerte súbita durante el coito es rara.

Por ejemplo, en un estudio japonés de 5.559 casos de muerte súbita no relacionada con traumatismos sólo se encontraron 34 casos en los que el coito había sido la causa de la muerte (0,6 % del total). De estos 34 casos, 27 se produjeron con un compañero distinto al habitual.

ALGUNOS CONSEJOS PARA QUE NO SURJA NINGÚN CONTRATIEMPO

– La temperatura de la habitación no debe ser demasiado alta ni demasiado baja.

– Evite las relaciones después de comidas copiosas o consumo abundante de alcohol.

– Instálese cómodamente.

– Evite que la actividad sexual reduzca sus horas de sueño; acuéstese más pronto o elija la mañana, el día o el fin de semana.

– No olvide que el mantenimiento de una buena forma física mediante el ejercicio regular puede ser decisivo para el buen curso de sus relaciones sexuales.

En la mayoría de los casos, la muerte se relaciona con el carácter inhabitual del acontecimiento. Todos sabemos que la carga emocional es mucho más intensa cuando la pareja es a la vez nueva y prohibida.

El porcentaje es, como hemos visto, muy pequeño, lo que no obsta para que deban tomarse algunas precauciones.

Se considera que el esfuerzo físico del acto sexual equivale a unos 60 watios desarrollados en una bicicleta ergométrica, o a la subida de dos pisos sin detenerse.

Por tanto, la prueba de esfuerzo puede ser un medio excelente para saber si su estado le permite reanudar las relaciones: si es capaz de alcanzar 75 ó 90 watios, no tendrá ningún problema.

En la mayoría de los casos la contraindicación será sólo temporal. Su médico puede encontrar extrasístoles muy frecuentes o angina de pecho a nivel de actividad demasiado bajo, pero estos fenómenos suelen responder al tratamiento.

Si tiene miedo de sufrir un dolor de angina de pecho, puede tomar una pastilla de trinitrina antes de las relaciones.

Por último, debemos indicar que la posición en relación con la pareja no varía prácticamente el esfuerzo que se exige al corazón.

No es raro que después de un infarto o una derivación coronaria aparezcan trastornos de índole sexual: disminución de la libido o impotencia. Es posible que se deban a ciertos medicamentos (clonidina, metildopa, bloqueadores beta, clofibrato...). También pueden ser consecuencia de un estado depresivo o de ansiedad secundaria a la situación; por lo general son pasajeros y no deben preocuparle.

En cualquier caso, no dude en tratar el tema con el médico. Muchas veces los pacientes no se atreven a preguntar, con lo que se privan de consejos muy útiles o estimulantes.

¿Es posible volver a trabajar? ¿En qué momento?

Aunque en otra época se excluía al cardíaco de la vida social y profesional, en los últimos años han facilitado gradualmente su reinserción en ellas un mejor conocimiento de la enfermedad y la aparición de centros de rehabilitación para coronarios.

Se han publicado muchas encuestas relativas a la reanudación del trabajo tras un infarto de miocardio. El porcentaje de vuelta al trabajo oscila entre el 53 y el 89,4 %

según los países; en una encuesta que realizamos en el hospital Pasteur de Niza, el porcentaje hallado fue del 68 %.

A nuestro juicio, hay dos elementos determinantes: la rehabilitación al esfuerzo físico después del infarto y la preparación psicológica para reanudar el trabajo. La reincorporación no debe ser tardía, porque su dificultad aumenta cuanto más se espera; siempre que sea posible, aconsejamos que se realice entre dos y tres meses después del accidente cardíaco.

Teóricamente, hay dos factores que deben tenerse en cuenta: el tipo de trabajo, por un lado, y el estado de salud por otro.

El trabajo anterior debe considerarse desde perspectivas diversas.

Condiciones físicas: será mucho más difícil reanudar un trabajo manual que uno de oficina.

Condiciones térmicas: el trabajo en una atmósfera muy caliente, muy fría o muy húmeda supone una sobrecarga adicional para el corazón.

Condiciones psicológicas: los puestos de responsabilidad suelen originar un estrés que no siempre soporta bien el interesado.

Condiciones de los desplazamientos: los trayectos largos en horas punta, en tren o en embotellamientos de tráfico pueden hacer muy penoso un trabajo que no lo es de por sí.

En el otro platillo de la balanza cuentan el estado cardíaco y las posibilidades físicas de cada individuo. La realización de una prueba de esfuerzo, cuando sea posible, aportará datos objetivos acerca de la reserva cardíaca. A veces es necesario hacer una coronariografía antes de pronunciarse.

Por último, en ciertos casos es posible apreciar la tolerancia del organismo a las condiciones reales de trabajo mediante la realización de un electrocardiograma continuo con un aparato Holter durante la jornada laboral. En los casos delicados, la reanudación del trabajo sólo a tiempo parcial puede ser una fórmula excelente, al menos al principio.

El problema es exactamente el mismo después de la realización de una derivación coronaria. El porcentaje de reincorporación oscila entre el 60 y el 84 % según los países.

En una encuesta que realizamos en el Institut Arnault Tzanck de Saint-Laurent-du-Var, el porcentaje hallado fue del 63 %. El elemento más importante era el tiempo transcurrido entre la interrupción del trabajo y la incorporación: cuanto más largo era, más difícil e improbable se hacía la reincorporación. Por tanto, hay que instar a los cirujanos a intervenir lo antes posible a los pacientes incapacitados para el trabajo para intentar devolverles una capacidad suficiente mediante la cirugía.

La experiencia demuestra que las motivaciones personales del interesado son tan importantes como el tipo de trabajo o las posibilidades físicas después del infarto o la derivación.

En la práctica, la reincorporación no plantea problemas cuando el paciente puede volver a su trabajo anterior, pero, cuando hay que cambiar su actividad, todo es muy distinto.

Si se trata de una empresa grande, a menudo es fácil cambiar de puesto, pero casi siempre a costa de un descenso en el escalafón y, por tanto, de una reducción del salario. En las empresas pequeñas no suele ser posible el cambio, por lo que es preciso buscar otro empleo.

La búsqueda de un nuevo empleo no es fácil, y en especial cuando el accidente cardíaco obliga a tomar ciertas precauciones. Hay centros de readaptación profesional (todavía muy pocos) para impedidos. No dude en consultar a un asistente social.

Estas dificultades explican que ciertos pacientes renuncien a buscar otro trabajo, sobre todo si están cerca de la edad de jubilación.

SEGUNDA PARTE

EL INFARTO, UNA ENFERMEDAD PREVENIBLE

¿Qué se entiende por factores de riesgo?

Son factores de riesgo todas las circunstancias que favorecen la aparición de una enfermedad coronaria, y en particular del infarto de miocardio.

Algunos, como el sexo y la herencia, no se pueden controlar.

Otros muy importantes, dependen por contra enteramente de nosotros; es el caso del tabaco, los hábitos alimenticios inadecuados y la inactividad física.

Por último, hay ciertos factores más difícilmente controlables: el carácter y el estrés.

Es fundamental controlar estos factores de riesgo para evitar las recidivas de infarto, así como para evitar un primer accidente.

¿Por qué las mujeres tienen menos riesgo que los hombres?

Parece ser que las hormonas secretadas por la mujer durante el período reproductivo de su vida protegen la pared de los vasos.

Ello explica el hecho de que el infarto femenino se dé sobre todo después de la menopausia.

Sin embargo, hay una excepción: las mujeres que toman la píldora pierden esta protección natural; si además de tomar el anticonceptivo fuman, el riesgo es importante. Los cardiólogos están de acuerdo en que debe elegirse entre la píldora y el tabaco.

¿Qué papel tiene la herencia en las enfermedades coronarias?

Los antecedentes de infarto en los ascendientes (padres, abuelos) y en los colaterales (hermanos, hermanas) son a veces muy determinantes del riesgo de un accidente cardíaco. En la práctica, esto obliga a vigilar de cerca a la familia y a controlar rigurosamente los demás factores de riesgo.

¿A qué edad es mayor el riesgo de infarto en el varón?

Hasta hace unos años, el infarto aparecía sobre todo a partir de los cincuenta años, y era raro antes de los cuarenta. De un tiempo a esta parte los pacientes son bastante jóvenes; ya no son excepcionales los infartos antes de los treinta años, e incluso se dan casos antes de los veinte. Esto plantea de manera más apremiante aún el problema de su asistencia y su reinserción socioprofesional.

¿Por qué es peligroso el tabaco para el corazón?

Son muchas las sustancias tóxicas para el corazón que contiene el tabaco; destacan entre ellas el óxido de carbono, que altera el transporte de oxígeno por la sangre, y la nicotina, que aumenta el trabajo cardíaco y favorece la aparición de extrasístoles.

Todos los estudios epidemiológicos confirman que el tabaco aumenta el riesgo de infarto. Tal riesgo es mayor si el hábito es antiguo, el consumo elevado y se inhala el humo.

Cuando se deja de fumar el riesgo disminuye progresivamente, y el efecto nocivo del tabaco desaparece totalmente a los ocho años de abstinencia.

El peligro de sufrir un ataque cardíaco se multiplica por dos, tres, cuatro y cinco según se fumen menos de cinco o más de veinte cigarrillos al día.

Por último, los no fumadores se intoxican pasivamente a causa de los fumadores; permanecer en una atmósfera cargada de humo equivale a fumar dos cigarrillos.

El verdadero fumador de pipa o de cigarros, es decir, el que fuma lentamente y no inhala el humo, está mucho menos expuesto que el consumidor de cigarrillos.

Por otro lado, el corazón no es la única víctima del tabaco; el cáncer de pulmón mata 50.000 personas al año, y el tabaco es responsable del 90 % de los casos. La intoxicación pasiva desempeña un papel no despreciable, pues se ha demostrado que entre las esposas de los fumadores empedernidos el cáncer de pulmón es dos veces más frecuente que en el resto de las mujeres.

La bronquitis crónica provoca 20.000

muertes anuales, de las que el 80 % se deben al tabaco.

El tabaco tiene aún más efectos perjudiciales; provoca dolores de cabeza, vértigo, temblores, disminución del gusto. En el aparato digestivo es capaz de originar cáncer de boca y de esófago, gastritis y úlcera de estómago. Es asimismo causa de cáncer vesical y alteraciones de la función sexual.

La responsabilidad de fumar es sólo suya: sus hijos tendrán más bronquitis, otitis y amigdalitis, y está estadísticamente demostrado que seguirán su ejemplo.

¿Qué puede hacerse para dejar de fumar?

¿Prohibir la venta de cigarrillos? Tal solución es una quimera, habida cuenta del número de puestos de trabajo que genera la industria del tabaco y de los beneficios fiscales que reporta al Estado.

No, la solución depende exclusivamente de usted, que es el único que tiene el poder de dejarlo. Los médicos podrán ayudarle, pero sus consejos y remedios serán inútiles si carece del deseo y la voluntad de abandonar el tabaco.

Hay que hacerlo completa e inmediatamente; aproveche unas vacaciones o una enfermedad... Si acaba de sufrir una señal de aviso cardíaca, no lo dude más.

Si es posible, tome la decisión colectivamente con otros amigos o compañeros de desgracia que, como usted, han sido víctimas del infarto y comuníquela a los que le rodean.

Evite las situaciones en las que se fuma: comidas largas, fiestas. Encuentre un sustitutivo para los momentos en los que el deseo sea más fuerte: paseos, lectura... Haga ejercicio regularmente, siga una alimentación equilibrada rica en vitaminas y evite los excitantes (té, café, alcohol).

Haga relajación para evitar el nerviosismo; si procede, el médico puede recetarle tranquilizantes a pequeñas dosis.

¿De qué manera puede favorecer el infarto una mala alimentación?

La suma frecuencia de las enfermedades cardiovasculares en los países occidentales se debe en parte a la alimentación deficiente de sus habitantes.

Ciertas afecciones que predisponen al infarto tienen por origen tanto una propensión genética como un desequilibrio alimenticio; son los casos de la hipertensión arterial, la hipercolesterolemia, la diabetes, la obesidad y, en menor medida, la hiperuricemia y la hipertrigliceridemia.

A nivel individual podemos imaginar tres situaciones. Tomemos el ejemplo del colesterol.

La situación más frecuente es una predisposición genética moderada asociada a una dieta excesivamente rica en grasa y colesterol; aparecerá hipercolesterolemia (exceso de colesterol en sangre) y, por tanto, aumentará el riesgo de infarto. La solución es una dieta equilibrada, que corregirá por sí sola el trastorno.

Con menor frecuencia, la predisposición genética es más intensa y la dieta resulta insuficiente; hay que reducir aún más la ingestión de grasas y colesterol, completando las necesidades con otras fuentes energéticas. La alimentación se desequilibrará a propósito para corregir el trastorno. A veces no bastan las medidas dietéticas; en estos casos el médico recetará medicamentos, lo cual no significa que pueda prescindir del régimen.

Por último, si a pesar de seguir una dieta muy rica en grasas la cantidad de colesterol es normal, ¿puede seguir comiéndose cualquier cosa?

¡No! Se ha demostrado que si la alimentación contiene mucha grasa aumentan los accidentes cardíacos aunque no aumente el colesterol.

Además, los malos hábitos adquiridos se transmiten a toda la familia, y en especial a los niños, para cuyo futuro es una amenaza una alimentación desequilibrada.

Lo que hemos dicho acerca del colesterol también sirve para la hipertensión, la diabetes, la obesidad, la hipertrigliceridemia y la hiperuricemia.

Existe una relación estrecha entre:

– el exceso de sal y la hipertensión arterial;

– la alimentación demasiado rica en grasas saturadas y la hipercolesterolemia;

– el exceso de azúcar y la diabetes o la hipertrigliceridemia;

– el abuso de alcohol y la hipertrigliceridemia;

– el aporte excesivo de calorías y la obesidad.

¿Cuáles son, aparte del sedentarismo y el tabaco, los principales factores de riesgo?

Hipertensión arterial

Se ha demostrado incontestablemente que la hipertensión arterial aumenta la mortalidad.

Un estudio amplio llevado a cabo en Estados Unidos entre 1953 y 1959 sobre 4 millones de individuos, hombres y mujeres, por 26 compañías de seguros demostró que cuanto más alta es la tensión arterial más aumenta la mortalidad, lo que significa que cuanto más baja sea mejor, siempre que no llegue a producir fatiga, vértigo o malestar.

Para definir las cifras a partir de las cuales debe considerarse a un sujeto hipertenso, la Organización Mundial de la Salud ha fijado los límites por encima de los cuales el riesgo asociado a la hipertensión es lo bastante elevado como para tenerse en cuenta.

En el adulto, estos límites son 155 mm de mercurio de presión sistólica y 95 mm de mercurio de diastólica; en los ancianos se admiten cifras un poco mayores, y en los niños se exigen valores más bajos.

Estos límites se refieren a determinaciones realizadas después de diez minutos de reposo.

Sin embargo, este diagnóstico de la hipertensión es imperfecto, pues la tensión arterial varía a lo largo del día; aumenta con los esfuerzos y las emociones y disminuye durante el sueño.

Estas variaciones dependen mucho del individuo. Un paciente con una tensión normal en reposo puede tenerla alta tras un pequeño esfuerzo. De hecho, lo importante es el grado de la hipertensión y el número de horas al día que está presente.

Lo ideal para estudiar mejor el problema sería una medida permanente durante todo el día, que no es posible a gran escala; en su lugar cabe obtener un perfil tensional en relación con el esfuerzo, por ejemplo mediante una prueba en una bicicleta ergométrica.

Sin embargo, este tipo de control tampoco puede aplicarse a toda la población; hoy en día se reserva para ciertos casos: control de la eficacia de un tratamiento antihipertensivo en un paciente determinado, exploración de la hipertensión lábil (sujetos cuyas cifras tensionales en reposo varían de la normalidad a la hipertensión).

Hipercolesterolemia

Los innumerables trabajos de laboratorio y las encuestas epidemiológicas realizados sobre diversas poblaciones han establecido fuera de toda duda la responsabilidad del colesterol en la arterosclerosis.

La propia placa de ateroma, que es la causa de la reducción de calibre de las arterias, es rica en colesterol; si se comparan varios países se observa una relación estrecha entre el nivel de colesterol y el número de infartos.

Suele considerarse como el límite superior de los valores normales de colesterol el de 2,5 g/l; como ocurre con la hipertensión, este valor (que varía de unos países a otros) es arbitrario; aun así se piensa que es el umbral a partir del cual el médico debe alertar a su paciente, ya que el riesgo es lo bastante importante como para tomar medidas.

Para determinar con mayor precisión los factores de riesgo pueden medirse las cifras de las distintas fracciones del colesterol; parece que el colesterol unido a HDL (*high density lipoprotein,* lipoproteínas de densidad alta) tiene un efecto protector de la pared vascular, mientras que el unido a LDL (*low density lipoprotein,* lipoproteínas de densidad baja), constituye un factor de riesgo cuando aparece elevado.

Obesidad

Un gran estudio estadístico americano publicado en 1959 confirmó que la obesidad está relacionada con el aumento de la mortalidad. Se encontró en él que la mortalidad global por accidente cardiovascular aumenta en un 50 % en los individuos con un exceso de peso del 20 %.

El peligro de la obesidad radica, sobre todo en su asociación frecuente con otros factores de riesgo, como hipertensión, hipercolesterolemia, diabetes y sedentarismo. Una vez excluidos éstos, el riesgo específico de la sobrecarga ponderal sólo existe en las obesidades importantes, que son aquellas en que el peso real es más de un 20 % superior al peso ideal.

Los factores de riesgo que acompañan a la obesidad suelen corregirse al perder peso, por lo que la primera medida terapéutica ha de ser un régimen de adelgazamiento.

Basándose en los estudios de la mortalidad en relación con el peso, se ha definido el peso ideal (P) en función de la talla (T) y del sexo.

El peso de una mujer debe ser:

$$P = T - 100 - \left(\frac{T - 150}{2}\right)$$

Es decir, para una mujer de 1,60 m:

$$P = 160 - 100 - \left(\frac{160 - 150}{2}\right) = 55 \text{ kg}$$

El peso ideal de un hombre es:

$$P = T - 100 - \left(\frac{T - 150}{4}\right)$$

Es decir, para un hombre de 1,70 m:

$$P = 170 - 100 - \left(\frac{170 - 150}{4}\right) = 65 \text{ kg}$$

Hay otra forma sencilla de observar un exceso de grasa, que consiste en medir el espesor del pliegue cutáneo en una zona en la que tienden a depositarse las grasas como es el costado, entre la parte inferior del tórax y las caderas. La medida se realiza pinzando la piel de esta región entre el pulgar y el índice; se puede medir con más precisión empleando un compás. Es lo que se denomina la prueba de pellizcamiento.

En los deportistas, el pliegue cutáneo mide de 5 a 7 mm; el espesor normal es de 7-12 mm; a partir de 15-20 mm se considera que hay un exceso de grasa, que puede resultar peligroso si excede de 30 mm el exceso.

La diabetes

La diabetes consiste en la elevación del nivel de azúcar en la sangre (o glucemia) por encima de lo normal.

Hay que distinguir entre diabetes clínica, que se caracteriza por la elevación constante de la glucemia en ayunas, y diabetes latente, que sólo puede apreciarse midiendo la glucemia en condiciones especiales: después de la comida o tras la ingestión de una gran cantidad de azúcar (prueba de tolerancia a la glucosa).

La cifra normal de glucemia depende del reactivo empleado por el laboratorio; por lo general debe ser inferior o igual a 1 g/l en ayunas.

Las complicaciones de la diabetes son muchas y se corresponden con la elevación de la glucemia; entre las más importantes figuran la arterosclerosis y el infarto de miocardio.

Hipertrigliceridemia e hiperuricemia

Los triglicéridos, al igual que el colesterol, forman parte de los lípidos sanguíneos;

lo normal es que el nivel sanguíneo no exceda de 1,5 g/l.

El ácido úrico es la sustancia que, cuando alcanza cifras excesivas, da lugar a crisis de gota o cólicos nefríticos. Se consideran patológicas cifras superiores a 70 mg/l.

Citamos la hipertrigliceridemia y la hiperuricemia en último lugar porque no existe unanimidad sobre su papel en la aparición de accidentes coronarios.

Como en el caso de la obesidad, parece que son los factores de riesgo que suelen asociarse a ellas los que representan un peligro para el corazón.

Es probable que la elevación aislada de los triglicéridos o del ácido úrico sólo lleve aparejado un riesgo mínimo de accidente cardíaco.

¿Cómo se logran controlar estos factores de riesgo mediante la dieta?

La sal

La sal es indispensable para la vida; gracias a que el riñón es capaz de evitar la eliminación de sal con la orina, nuestras necesidades reales son de 1 g/día.

Sin embargo, el consumo de sal suele ser de 9 a 10 g/día/persona, y en algunos países alcanza los 20 ó 30 g.

En otra época la sal era el único medio de conservar los alimentos, pero hoy en día los frigoríficos han cambiado la situación. En la Edad Media la sal se utilizaba como moneda de cambio, e incluso había un impuesto sobre ella. Los soldados recibían sal como sueldo, de ahí el nombre de salario. Poco a poco hemos adquirido el hábito, nuestras papilas gustativas se han acostumbrado y... reclaman el sabor salado.

Actualmente se considera que la ingesta deseable de sal es de 4-5 g/día, cantidad que se encuentra en la dieta habitual sin adición de sal y evitando los productos más salados, como zumo de tomate con sal, aperitivos, aceitunas en conserva, jamón curado...

A diferencia del abuso de azúcar o grasas, el de sal no favorece directamente la reducción del calibre de las arterias ni el infarto; sin embargo, tiene dos inconvenientes:

• En primer lugar, fomenta la hipertensión arterial, para cuyo tratamiento es fundamental seguir un régimen pobre en sal. Y ya sabemos que existe una estrecha relación entre la hipertensión y el infarto.

• Para un corazón cansado y con insuficiencia cardíaca (que suele manifestarse por sofocación anormal tras el esfuerzo o hinchazón de los tobillos), la sal supone una sobrecarga de trabajo que puede originar terribles crisis de ahogo. La insuficiencia cardíaca es el único caso en que es obligado seguir una dieta pobre en sal, pues de lo contrario existe el riesgo de asfixia.

Las dietas pobres en azúcar o en grasas no exigen un respeto tan estricto; cuando se abandonan esporádicamente puede acelerarse de modo temporal la disminución del calibre arterial, pero no tiene por qué producirse un accidente inmediato.

Como hemos visto, no es posible seguir una dieta carente de sal, ya que todos los alimentos la contienen; hablaremos por tanto, de regímenes más o menos pobres en sal según el caso.

La dieta hiposódica no es obligatoria en los coronarios, pues no todos tienen hipertensión arterial ni insuficiencia cardíaca.

Si su médico le aconseja un régimen pobre en sal, la tablas que ofrecemos a continuación le orientarán en la elección de los alimentos.

RÉGIMEN POBRE EN SAL

Alimentos permitidos	
Pan normal y tostado sin sal	Fruta fresca
Leche de régimen sin sodio	Pasteles y mermeladas caseros
Carne y aves	Chocolate
Jamón sin sal	Vinagre, limón, pimienta, pimientos, especias
Pescado y huevos	Hierbas aromáticas
Patatas	Ajo, cebolla, chalota
Arroz y pasta	Sal de régimen
Cereales	
Hortalizas	

Alimentos que deben suprimirse		
1.er ESTADIO	Salero de mesa	Aceitunas en conserva
	Aperitivos salados	Zumo de tomate salado
	Anchoas en aceite	Jamón crudo o serrano
2.º ESTADIO	Charcutería	Marisco
	Quesos	Aguas minerales, gaseosas o salinas
	Pan normal	
3.er ESTADIO	Leche normal	Caramelos
	Bizcochos	Confitería
	Pasteles no caseros	

La sensación de insipidez notada a menudo al principio, y que a veces causa inapetencia, puede evitarse mediante algunos pequeños trucos:

– el limón es un excelente sustitutivo de la sal;

– todas las especias (aunque no los preparados comerciales con sal, como la mostaza) le están permitidas;

– puede usar sal de régimen, generalmente a base de cloruro potásico en lugar de cloruro sódico, a menos que tenga hipercaliemia (exceso de potasio) o insuficiencia renal; por tanto, ha de consultar este extremo con el médico.

Por último, sepa que, si es necesario, se habituará perfectamente a la restricción de sal.

Poco a poco descubrirá el verdadero sabor de los alimentos, su paladar se hará más delicado y, probablemente, perderá usted las ganas de volver a utilizar la sal aun cuando lo pueda hacer.

Selección de los alimentos en función de su composición

Los componentes esenciales de los alimentos son los prótidos, los glúcidos y los lípidos.

Los prótidos se emplean sobre todo como materiales útiles para la renovación de los tejidos y los músculos, y en segunda instancia como reserva energética.

Los lípidos y los glúcidos aportan la energía necesaria para llevar a cabo todas las funciones del organismo. Un gramo de prótidos proporciona 4 calorías, 1 g de glúcidos 4 calorías y 1 g de lípidos 9 calorías.

La distribución debe ser la siguiente:

- glúcidos: 58 % del aporte calórico;
- lípidos: 30 %;
- prótidos: 12 %.

Los prótidos no tienen ninguna relación con la reducción del calibre de las arterias, por lo que no hablaremos de ellos.

Los lípidos o grasas

No todas las grasas son perjudiciales para las arterias; de hecho, mientras que el colesterol y las grasas llamadas saturadas tienen un papel determinante en la aparición de arterosclerosis, las grasas insaturadas tienen un efecto protector.

Actualmente son muchos los organismos oficiales de distintos países que recomiendan los siguientes cambios en nuestros hábitos alimentarios:

– disminución del aporte calórico debido a las grasas desde un 40 ó 45 % a un 30 %;

– aumento del consumo de grasas insaturadas de forma que la relación grasas insaturadas/grasas saturadas sea 1 o incluso 1,5;

– reducción del aporte de colesterol de 600 a 300 mg/día.

Las grasas de la alimentación pueden ser de origen vegetal o animal; estas últimas son las de la carne, los productos lácteos y los de origen marino.

Son especialmente ricos en grasas insaturadas y, por tanto, beneficiosos para el corazón:

– los aceites vegetales (maíz, girasol, soja...);

– las aves;

– el pescado.

Los alimentos que deben ingerirse con moderación por ser ricos en grasas saturadas son:

– las grasas animales: vacuno, cordero, cerdo (el caballo tiene poca grasa, pero saturada);

– las materias grasas de los productos lácteos: leche, nata, mantequilla, quesos, helados.

Los alimentos más ricos en colesterol

que deben evitarse o consumirse con moderación son:

– sesos, hígado de bacalao, riñones, hígado, yema de huevo, huevas de pescado.

Los glúcidos o azúcares

Es nocivo el exceso de azúcar refinado o sacarosa y de todos los productos que la contienen (chocolate, pasteles, helados, jugos de fruta, bombones, mermelada...).

El azúcar refinado, introducido recientemente (siglo XVIII), no es adecuado para nuestro organismo. Se absorbe demasiado rápidamente y tiende a alterar los mecanismos de regulación que mantienen la cantidad de glucosa sanguínea (glucemia) en una gama de valores determinada.

El azúcar refinado aporta calorías vacías, es decir, sin proteínas, vitaminas ni sales minerales indispensables. No sólo es responsable de la diabetes, sino también de la caries dental.

Los carbohidratos también aportan azúcar (pero de absorción más lenta) y, en general, son ricos en vitaminas. Por eso debemos consumir más pan (especialmente integral), cereales, pastas, arroz (con cáscara) y patatas, y evitar los productos demasiado refinados (harina y arroz blancos).

Sólo los diabéticos tienen que reducir el consumo de carbohidratos; su médico les recomendará una dieta especial adecuada.

¿Cómo se consigue una alimentación equilibrada?

– Haga tres comidas ligeras (desayuno, comida y cena) en lugar de dos fuertes.

– Siga una dieta variada.

– Coma lentamente.

Carne, pescado, aves

No los consuma más de una vez al día, por término medio.

Evite o reduzca el consumo de carne grasa, embutidos, hígado, riñones y sesos.

Coma más pescado y aves y elija las partes más magras de la res.

Sepa que ciertas combinaciones de hortalizas pueden sustituir a la carne. Esta práctica existe en algunos países en los que se come arroz con lentejas (India), cuscús con garbanzos (norte de África) o cereales con leche (Estados Unidos). Estas combinaciones contienen todos los aminoácidos indispensables que suele aportar la carne.

Leche y derivados, huevos

Evite la leche completa y sus derivados (yogur de leche completa, queso con más del 40% de materia grasa).

Reduzca el consumo de huevos, y especialmente de la yema; una sola yema contiene 300 mg de colesterol, la cantidad diaria permitida. La clara puede consumirse sin limitación.

Por tanto, debe usted preferir la leche descremada, la margarina blanda a base de aceite vegetal, los quesos magros y la clara de huevo, de la que puede consumir cuanto quiera.

Las grasas para cocinar y los aceites

Evite la mantequilla, las margarinas sólidas, las grasas sólidas (tocino, grasas de asar) y el aceite de nuez de coco.

Consuma aceites poliinsaturados o margarinas fabricadas con estos aceites (girasol, soja, maíz, sésamo). Los aceites de oliva y cacahuete contienen menos grasas insaturadas, no influyen (en ningún sentido) en el colesterol, son aceites neutros.

Pan, féculas, azúcar

Modere su consumo de azúcares de toda clase (caramelos, zumos de fruta, chocolate, jarabes).

Consuma más pan, sobre todo integral, cereales, pastas, patatas y arroz entero.

Frutas y legumbres

Se pueden consumir sin límites; las legumbres deben cocinarse con margarina blanda o aceite.

Son ricas en vitaminas.

¿Hay bebidas especialmente recomendadas o desaconsejables?

Agua

Las aguas ricas en calcio parecen retrasar la aparición de arterosclerosis.

Las aguas con gas, ricas en sales, deben evitarse en los regímenes hiposódicos.

Café

Hay dos variedades:

– con la *Robusta,* que se cultiva en África, se obtiene una bebida fuerte rica en cafeína (150 a 250 mg por taza) pero poco aromática;

– la *Arabica,* con la mitad de cafeína, es más aromática.

En cuanto al descafeinado, carece casi por completo de cafeína.

El consumo importante (más de cinco tazas al día) de café dobla el riesgo de infarto.

En los sujetos habituados a tomarlo no tiene repercusiones cardiovasculares; en los demás origina a veces palpitaciones e hipertensión que, en caso de enfermedad coronaria, pueden ser peligrosas para el corazón.

Las personas habituadas a tomar café deben limitar su consumo empleando las preparaciones que contengan menos cafeína. Las no habituadas se abstendrán de consumirlo.

Los sujetos sensibles a la cafeína que sufran palpitaciones deben saber que también la contienen el té (60 mg por taza) y las bebidas de cola.

Alcohol

El alcohol agrava la debilidad del corazón fatigado por la insuficiencia cardíaca (cuyas manifestaciones son el ahogo o la hinchazón de los tobillos), por lo que está contraindicado.

Cabe permitir un consumo moderado de alcohol después de un infarto o una derivación coronaria siempre que no haya insuficiencia cardíaca. En estas circunstancias moderado significa:

– no tomar más de 28 g de alcohol por comida (dos vasos de vino);

– no sobrepasar los 50 a 60 g de alcohol al día (media botella de vino de 10º ó 12º).

Pero puede haber otras razones para prohibir el alcohol:

– régimen de adelgazamiento: cada gramo de alcohol aporta 7 calorías (un litro de vino de 10º equivale a 700 calorías);

– gota, aumento de los triglicéridos;

– enfermedades del hígado o del páncreas.

Por último, no olvide que el alcohol es incompatible con muchos medicamentos, y en especial con los tranquilizantes.

¿Pueden favorecer el infarto ciertas características psicológicas y las contrariedades de la vida diaria?

Las relaciones entre psiquismo y enfermedad coronaria son muchas y complejas.

La principal característica de la era industrial que nos ha tocado vivir es la agresión; visual en las películas, los periódicos, la televisión, la publicidad; auditiva, una forma de la que cada vez es más difícil aislarse y, sobre todo psicológica; en ninguna otra época se ha exigido al hombre que tome decisiones o reacciones ante ciertas situaciones con tanta rapidez y frecuencia.

El pensamiento del hombre va a la misma velocidad que sus medios de locomoción. Antes seguía el ritmo de su paso; hoy la velocidad de los aviones supersónicos. Esta necesidad de adaptación cada vez más rápida repercute en nuestro organismo.

El estrés es responsable de una serie de trastornos nocivos para el corazón: aumento de la frecuencia cardíaca, hipertensión y extrasístoles que pueden causar problemas al enfermo coronario; el aumento de los ácidos grasos libres, el azúcar y el ácido úrico de la sangre aceleran la reducción de calibre de las arterias.

Hace tiempo que los pueblos comprendieron la necesidad de luchar contra el estrés por medio de distintas formas de relajación, generalmente incorporadas a los ritos religiosos: yoga en la India, budismo en China, meditación zen en Japón. Incluso en las religiones cristiana y judía se dan consejos de relajación para rezar ciertas oraciones.

En la última época los occidentales hemos empleado estas técnicas y comprobado su utilidad para la disminución de la frecuencia cardíaca, la tensión arterial y las extrasístoles.

No todo el mundo reacciona de la misma manera ante el estrés. Jenkins y Rozenmann describieron un tipo psicológico que consideraban especialmente predispuesto a sufrir un infarto: «Modo de vida caracterizado por un exceso de competitividad, conflictos de realización, agresividad (a veces fuertemente controlada), sensación de urgencia, aceleración de las actividades habituales, falta de reposo, hostilidad, estado de alerta, habla explosiva, tensión de la musculatura de la cara, sensación de lucha frente a la falta de tiempo y el ambiente». Denominaron a este tipo A para distinguirlo del B, cuyos rasgos son opuestos.

Otros autores piensan que no influye tanto la personalidad del sujeto como la no realización o la frustración de los proyectos; favorecería el accidente coronario la pérdida de equilibrio entre la vida profesional y la afectiva, de forma que un acontecimiento importante en uno de los dos campos (conflicto conyugal, fracaso profesional, jubilación) no pudiera ser compensado por el otro.

De hecho, estas dos teorías no son

opuestas, sino complementarias. Es perfectamente concebible que un fracaso de un individuo ansioso aquejado ya de agotamiento favorezca la aparición de un accidente cardíaco.

Por eso es importante que, después del infarto, el sujeto recapacite y sea capaz de conceder a las cosas su verdadero valor para no volver a caer en el ciclo que le condujo al accidente.

La actividad física regular, la relajación y una buena higiene de vida serán, por tanto, la mejor protección contra la recidiva.

CONCLUSIÓN

Tras un accidente cardíaco, las actitudes son variables; algunas personas se niegan categóricamente a admitir su enfermedad y mantienen sus malos hábitos (tabaco, hiperactividad, comidas copiosas) como si quisieran desafiar a la naturaleza; otros, por el contrario, se sienten como paralizados, analizan cada alimento, rechazan la vida social, se sienten incapaces de reanudar el trabajo y viven permanentemente angustiados por la posibilidad de un nuevo accidente.

Ambos comportamientos son perniciosos e injustificados. Con la ayuda del médico el paciente debe adquirir conciencia de sus verdaderas posibilidades y reintegrarse a la sociedad respetando las reglas elementales de higiene de vida que tenemos tendencia a olvidar. Debe apreciar lúcidamente la realidad. Es indudable que tiene reducido el calibre de las coronarias y que el infarto deja una marca indeleble, apreciable en el electrocardiograma, lo mismo que después de una fractura se forma un callo óseo o queda una cicatriz tras una herida.

Al igual que una fractura bien consolidada no deja secuelas, un infarto bien cicatrizado permite reanudar una vida normal sin molestias ni peligro para el corazón. El tratamiento médico o quirúrgico compensará las deficiencias.

Después de leer esta obra sabrá usted cómo funciona su corazón, la naturaleza de su enfermedad y el comportamiento que debe adoptar para satisfacer sus deseos sin peligro para el organismo. Si este conocimiento le alivia y le ayuda a tomar las decisiones correctas, habremos alcanzado nuestro objetivo.

Por supuesto que cada caso es distinto, y el único que puede juzgar el suyo en concreto e instaurar el tratamiento correspondiente es su médico.

Se puede vivir, e incluso vivir bien, después de un accidente cardíaco, pero hay que seguir buscando el producto milagroso capaz de permeabilizar las arterias obstruidas.

ANEXOS

Aprenda a conocer su corazón

La bomba cardíaca

El corazón está situado en el centro del tórax, entre ambos pulmones.

La circulación sanguínea comprende dos redes, la arterial, por la que la sangre lleva oxígeno a todos los órganos, y la venosa, que transporta la sangre carente de oxígeno al corazón.

Cada uno de nuestros órganos, músculos y células precisa como combustible para funcionar el oxígeno.

Existen dos circuitos; además de la circulación mayor que acabamos de describir, destinada a llevar oxígeno a los órganos, existe una menor por la que la sangre, que vuelve al corazón empobrecida en oxígeno, alcanza los pulmones y se carga de este precioso combustible antes de volver al corazón para ser expedida de nuevo hacia la circulación mayor (fig. 2, pág. 115).

El corazón tiene dos partes, separadas entre sí por un tabique, que funcionan de forma sincrónica: el corazón derecho y el izquierdo, cada uno de ellos formado por una aurícula y un ventrículo.

Para comprender cómo funciona el corazón conviene seguir el trayecto de la sangre.

La sangre pobre en oxígeno llega a la aurícula derecha por las venas cavas; de ahí pasa al ventrículo derecho, de donde es impulsada hacia los pulmones a través de la arteria pulmonar; vuelve a la aurícula y al ventrículo izquierdos cargada de oxígeno y es enviada hacia los órganos a través de la aorta.

Las cavidades cardíacas están separadas por válvulas:

– la válvula tricúspide está entre la aurícula derecha y el ventrículo derecho;

– la válvula pulmonar entre el ventrículo derecho y la arteria pulmonar;

– la válvula mitral entre la aurícula izquierda y el ventrículo izquierdo;

– la válvula aórtica entre el ventrículo izquierdo y la aorta (fig. 3, pág. 116).

El ventrículo izquierdo se llena con la sangre procedente de la aurícula izquierda y atraviesa la válvula mitral; a continuación, el ventrículo izquierdo se contrae para enviar la sangre a la aorta, pasando por la válvula aórtica; al mismo tiempo, se cierra la válvula mitral para impedir que la sangre refluya hacia la aurícula izquierda; el ventrículo izquierdo se relaja y la válvula aórtica se cierra, con lo que impide el reflujo de sangre de la aorta al ventrículo izquierdo, mientras que la mitral se abre de nuevo para permitir el paso de sangre de la aurícula izquierda al ventrículo izquierdo (fig. 4, pág. 117).

Simultáneamente, en el corazón derecho ocurre lo mismo, con las válvulas tricúspide y pulmonar en este caso.

Por tanto, las válvulas funcionan a modo de trampillas que se abren o se cierran dependiendo exclusivamente de las diferencias de presión entre las distintas cavidades, de forma que la sangre circule siempre en el mismo sentido y el corazón ejerza su única función: bombear la sangre.

La electricidad del corazón

(fig. 5, pág. 118)

El corazón es recorrido por una corriente eléctrica que regula su contracción. Pero la electricidad no es la energía empleada en la contracción cardíaca; la verdadera fuente, igual que en todos los órganos, es el oxígeno; esta corriente no es más que la señal que desencadena la contracción.

La electricidad procede del propio corazón; el generador se encuentra en la aurícula derecha, es el nodo sinusal. La corriente eléctrica parte, 70 veces por minuto por término medio, del nodo sinusal para, siguiendo siempre el mismo trayecto, desencadenar la contracción de las fibras cardíacas que se encuentran a lo largo de él.

Recorre primero las dos aurículas, llega al nodo auriculoventricular, sigue por el haz de His, situado entre ambos ventrículos, sus ramas derecha e izquierda y, por último, se dispersa por los dos ventrículos para lograr que la contracción sea armoniosa, primero auricular y después ventricular.

Si la electricidad nace en un sitio distinto al nodo sinusal se produce una extrasístole, auricular si surge en la aurícula y ventricular si lo hace en el ventrículo.

Cuando hay problemas de propagación del impulso eléctrico, el corazón late con demasiada lentitud, lo que puede dar lugar a molestias; en estos casos puede estar indicado un marcapasos.

La vascularización del corazón
(fig. 6, pág. 119)

Como hemos visto, el corazón emplea el mismo combustible que los demás órganos: el oxígeno; le llega a través de sus propias arterias, las arterias coronarias, que se llaman así porque forman una corona alrededor del corazón.

Son dos, la coronaria derecha y la izquierda. Ésta, más importante, se divide inmediatamente en dos grandes ramas, la interventricular anterior y la circunfleja. Por tanto, hay de hecho tres arterias principales, la interventricular anterior, la circunfleja y la coronaria derecha.

Cada una de ellas se divide a su vez en otras ramas:

– de la interventricular anterior nacen las arterias septales y diagonales;

– de la circunfleja las arterias marginales del borde izquierdo;

– de la coronaria derecha las marginales del borde derecho, la retroventricular y la interventricular posterior.

Al igual que las demás arterias del organismo, las coronarias pueden estrecharse; en su pared se forman placas ricas en colesterol que alteran la circulación de la sangre y se llaman placas de ateroma.

Esta reducción de calibre se denomina aterosclerosis o arteriosclerosis. Puede empezar precozmente en la adolescencia, como se ha demostrado en las autopsias de los soldados norteamericanos muertos en la guerra de Vietnam.

Cuando aparece en las arterias coronarias se habla de enfermedad o insuficiencia coronaria.

Como ya hemos dicho, el combustible que emplea el corazón es el oxígeno que le llega con la sangre que circula por las arterias coronarias.

Cuando hacemos un esfuerzo aumenta el trabajo del corazón, que precisa más oxígeno y, por tanto, mayor cantidad de sangre en las arterias coronarias; si éstas están sanas no hay ningún problema.

Si una arteria coronaria está parcialmente obstruida por una placa de ateroma, el flujo sanguíneo se hace más lento y el aporte de oxígeno disminuye, si bien es suficiente en reposo; pero cuando se hace un esfuerzo o se siente una emoción el oxígeno aportado no basta, por lo que suele aparecer un dolor torácico, la angina de pecho de esfuerzo. En ciertos casos la angina aparece en ausencia de esfuerzo debido a una disminución brusca y transitoria del calibre coronario: es el espasmo coronario.

Si la placa de ateroma sigue creciendo, el orificio queda tan reducido que sobre él se forma un coágulo que obstruye por completo la arteria y el territorio por ella vascularizado deja de recibir oxígeno, con lo que deja de funcionar al carecer del combustible necesario; las fibras musculares pierden de modo irreversible la capacidad de contraerse: es el infarto de miocardio.

Afortunadamente, en la mayoría de los casos la parte no afectada por el infarto es capaz de bombear normalmente la sangre, tanto en reposo como durante el esfuerzo.

Para evitar el infarto hay que actuar en dos frentes:

• De uno se ocupa el médico con la colaboración del paciente, y es el empleo de los medios diagnósticos y terapéuticos de que dispone, sumamente eficaces.

• Otro es competencia del propio paciente ayudado por el médico, y comprende en esencia la renuncia al tabaco, una buena higiene alimenticia y una actividad física adecuada y regular; en una palabra, una vida sana y equilibrada, que no es sinónimo de renuncia a todo placer.

Es absurdo que espere un tratamiento eficaz de la enfermedad si sigue fumando, no modera sus excesos de comida y bebida y reduce el interés por el deporte a su contemplación televisiva.

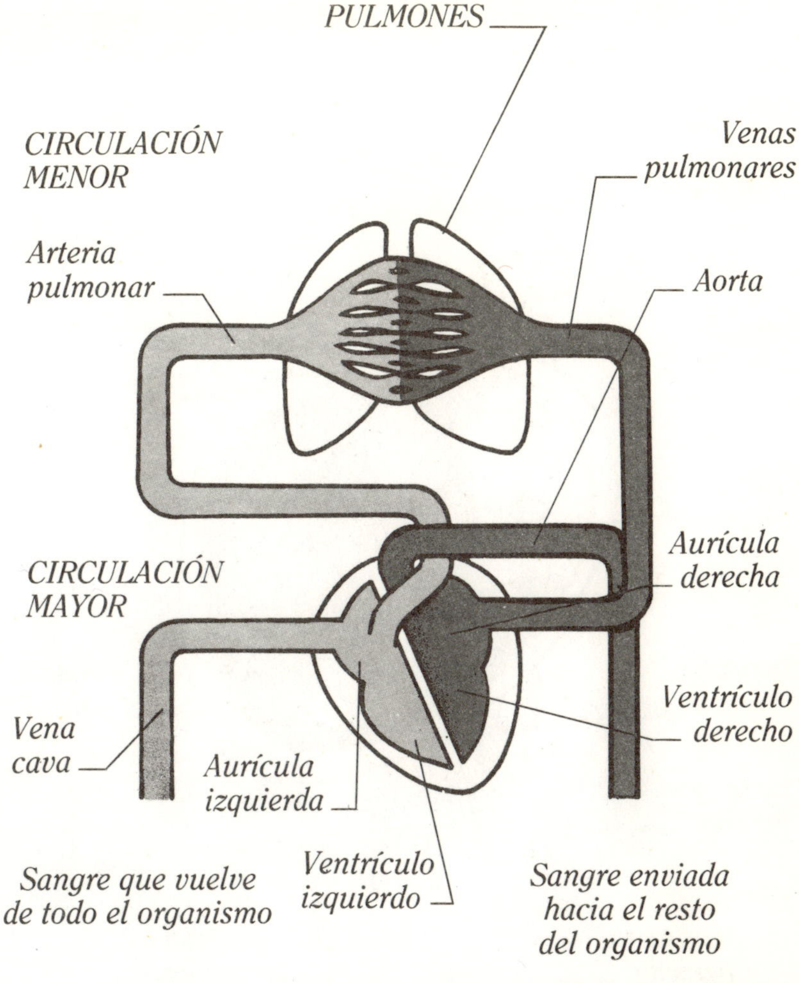

Figura 2. **CIRCULACIÓN DE LA SANGRE**

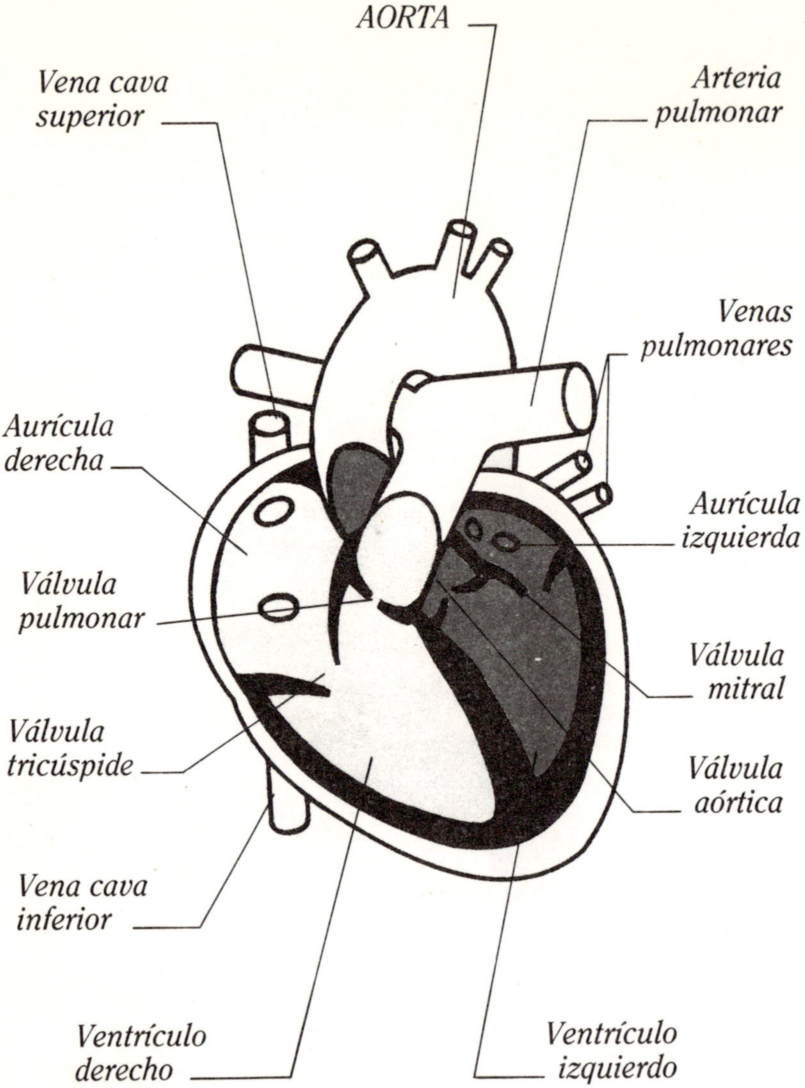

Figura 3. **EL CORAZÓN Y SUS VÁLVULAS**

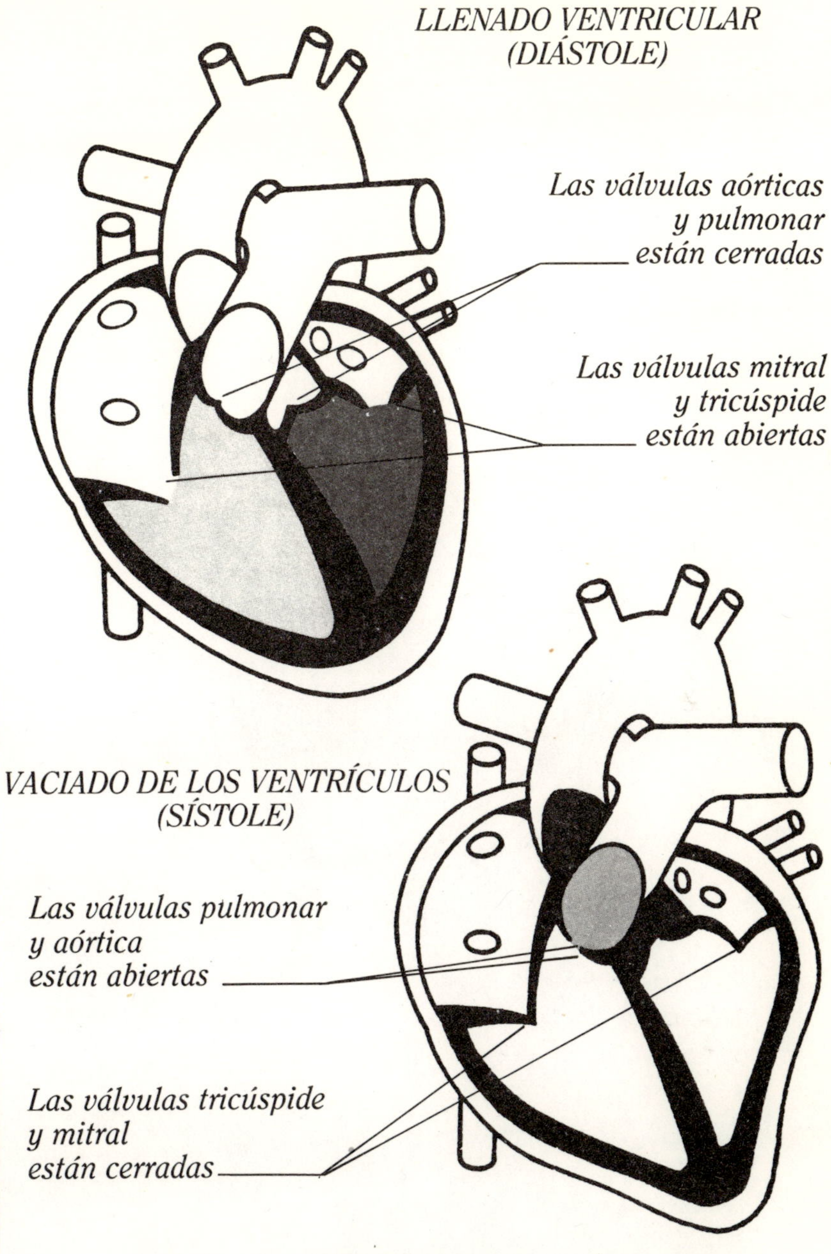

Figura 4. **LA FUNCIÓN DE LAS VÁLVULAS CARDÍACAS**

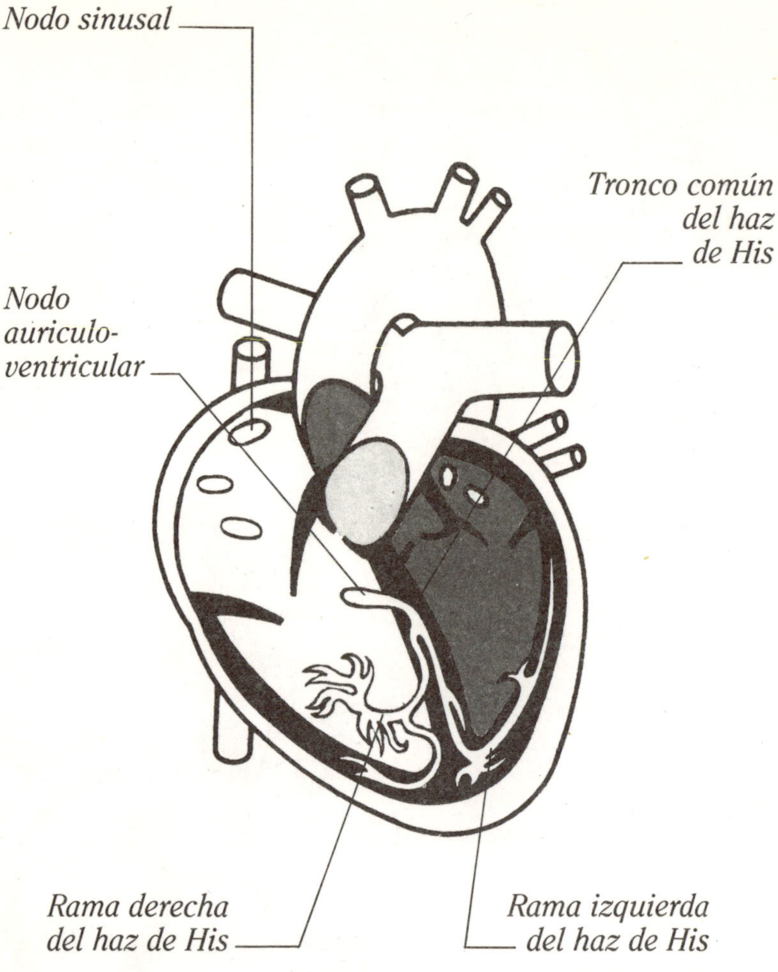

Figura 5. **LA ELECTRICIDAD DEL CORAZÓN**

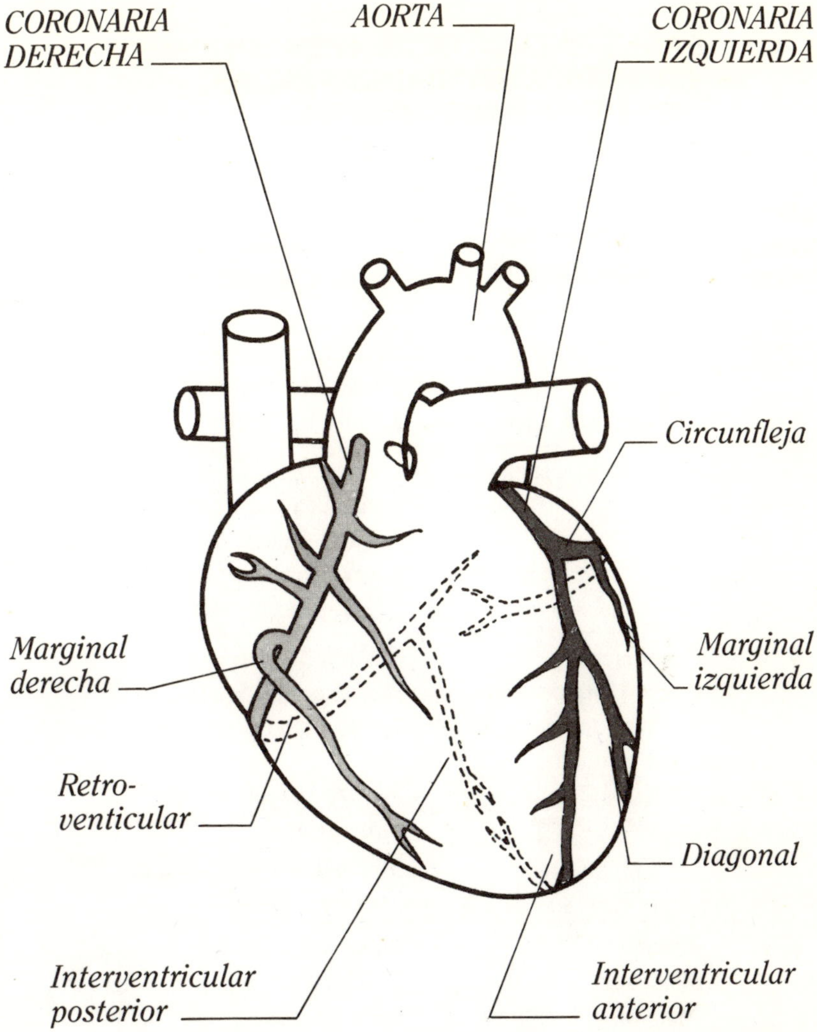

Figura 6. **LA VASCULARIZACIÓN DEL CORAZÓN**

NECESIDADES ENERGÉTICAS APROXIMADAS DE CIERTAS ACTIVIDADES FÍSICAS EN UN HOMBRE DE 70 KG.

GASTO ENERGÉTICO	ACTIVIDAD PROFESIONAL	ACTIVIDADES RECREATIVAS
20 W	Trabajo de oficina Conducir un automóvil Escribir a máquina	Permanecer de pie Andar a 1,6 km/h Jugar a las cartas
40 W	Tarea manual sentado	Andar a 3,25 km/h Bicicleta a 8 km/h Montar a caballo al paso Tocar el piano y otros instrumentos musicales
60 W	Poner ladrillos Poner 45 kg de yeso Empujar una carretilla Lavar ventanas	Andar a 5 km/h Bicicleta a 10/km/h Voleibol (equipos de 6) Golf Montar a caballo al trote Tiro con arco Empujar una cortadora de césped ligera
80 W	Pintura Albañilería Tapizado Carpintería ligera Binar	Andar a 5,5 km/h Bicicleta a 13 km/h Tenis de mesa Golf llevando los palos Tenis (dobles)
100 W	Cavar en el jardín Remover una tierra ligera	Andar a 6,5 km/h Bicicleta a 16 km/h Equitación Patinaje sobre hielo o ruedas Pesca de río

GASTO ENERGÉTICO	ACTIVIDAD PROFESIONAL	ACTIVIDADES RECREATIVAS
120 W	Batir a un ritmo de 10 golpes por minuto (4,5 kg)	Andar a 8 km/h Bicicleta a 17 km/h Tenis (individual) Cortar madera Apalear nieve Esquí en descenso lento Esquí de fondo a 4 km/h (nieve resbaladiza) Esquí acuático
140 W	Cavar un hoyo Aserrar madera	Trote a 8 km/h Bicicleta a 19 km/h Equitación (galope) Esquí en pendiente rápida Baloncesto Hockey sobre hielo
160 W	Batir a 10 golpes por minuto (5,5 kg)	Correr a 9 km/h Bicicleta a 21 km/h Esquí de fondo a 6,5 km/h (nieve resbaladiza) Balonmano Esgrima
180 W o más	Batir a 10 golpes por minuto (6 kg)	Correr a 10 km/h o más Esquí de fondo a 9 km/h (nieve resbaladiza) Balonmano (competición)

El nivel de actividad autorizado se fija de la manera siguiente: después de un infarto no complicado, el gasto energético medio en 8 horas no debe exceder del 40 % de la intensidad máxima alcanzada en la prueba de esfuerzo. Podrá ser del 60 a 70 % en actividades breves y repetitivas, y del 90 % para esfuerzos breves y excepcionales.

Estas reglas también son válidas después de una angina de pecho o una derivación coronaria.

ÍNDICE

A

Aceite vegetal, 95.
Aceites, 98.
Acido úrico, 89.
Actividad física, 56.
Agua, 99.
Agua con gas, 99.
Alcohol, 80, 82, 100, 101.
Alimentación, 80, 81, 82.
Alimentos, selección de los, 93, 94, 95, 96, 97.
Alpinismo, 58.
Altura, 65.
Amiodarona, 26, 28.
Angina de pecho, 17, 21, 47.
Angiografía, 22.
Angioplastia transluminal, 34, 35.
Antagonistas del calcio, 26, 27.
Antiarrítmicos, 28.
Antibióticos, 30.
Anticoagulantes, 29, 30, 31, 36, 37, 40.
Antiinflamatorios, 30.
Arroz, 96, 97.
Arterias coronarias, 22, 39, 111, 112.
Arteriosclerosis, 112.
Artrosis, 50.
Aspirina, 30.
Ateroma, placa de, 85, 112, 113.
Aterosclerosis, 112.
Atletismo, 58.
Automóvil, 60, 61, 62.
Aves, 95, 97.
Azúcar refinado, 96.
Avión, 62, 63.
Azúcares, 88, 96, 98.

B

Balón, 35.
Barco, 63.
Bebidas, 99, 100, 101.
Bicicleta, 55.
Bicicleta ergométrica, 55, 67, 84.
Bloqueadores beta, 26, 29.
Bomba cardíaca, 107, 108, 109.
Brazo, 11

C

Café, 80, 99, 100.
Calor, 64.
Calorías, 82, 94, 96.
Caminatas, 55, 57.
Caramelos, 96, 98.
Carbohidratos, 97.
Carne, 95, 97.
Cateterismo cardíaco, 22, 23.
Cavidades cardíacas, 22, 108.
Cereales, 97, 99.
Ciclismo, 57.
Cigarrillos, 78, 79.
Cigarros, 78.
Circulación sanguínea, 115.
Circunfleja, 111.
Coágulo, 37.
Cola, bebidas de, 100.
Colesterol, 30, 81, 82, 85, 88, 95.
Comidas, 97, 98, 99.
Corazón, electricidad del, 110, 118.
Corazón, esquema del, 116.
Corazón, vascularización del, 111, 112, 113, 114.
Coronaria, 112.
Coronariografía, 22, 34, 36, 38, 70.

Cuscús, 97.

CH

Chocolate, 96, 98.

D

Deportes, 56, 57, 58, 59.
Derivación coronaria, 32, 33, 34, 35, 36, 39, 40, 41, 42, 47, 70.
Derivados nitrados, 24, 25.
Descalcificación, 50.
Desplazamiento, 60, 61, 62, 63, 64, 69.
Diabetes, 81, 88.
Diástole, 117.
Dieta hiposódica, 91.
Dieta pobre en sal, 92.
Dieta sin sal, 91.
Dietética, 89, 90, 91, 92, 93, 94, 95, 96, 97.
Digitálicos, 27.
Diuréticos, 27.
Dolor, 10, 11, 17.

E

Ecocardiograma, 20.
Edad, 77.
Ejercicio físico, 56, 57, 58, 59.
Electrocardiograma, 13, 17, 18, 19, 20, 55.
Electroscopio, 19.
Escintigrafía, 21.
Esfuerzo, prueba de, 20, 53, 54, 59.
Espasmo coronario, 113.
Especias, 93.
Esquí, 58.
Estreptocinasa, 34.
Estrés, 102, 103.
Experimentos terapéuticos, 42, 43.
Extrasístoles, 28, 77.

F

Factor de riesgo, 89.
Fisioterapeuta, 52.
Fonocardiograma, 21.
Frío, 58, 64.
Frutas, 99.
Fútbol, 58.

G

Gimnasia, 55, 57.
Glucemia, 88.
Glúcidos, 93, 94, 96, 97.
Golf, 57.
Gota, crisis de, 89.
Grasas, 81, 82.
Grasas para cocinar, 98.

H

Helados, 95, 96.
Heparina, 29.
Herencia, 76.
Hipercolesterolemia, 81, 82, 85, 86.
Hipertensión arterial, 81, 82, 83, 84.
Hipertrigliceridemia, 81, 82, 88, 89.
Hiperuricemia, 81, 88, 89.
Holter, 19.
Huevos, 96, 98.

I

Impotencia, 68.
Inhibidores de la vitamina K, 29, 37, 38.
Insuficiencia cardíaca, 27, 91.
Interventricular anterior, 111.
Interventricular posterior, 111.
Isótopo, 21.

L

Leche, 95, 97, 98.
Legumbres, 99.
Limón, 93.
Lípidos, 88, 93, 94.

M

Mandíbula, 11.
Mantequilla, 95, 98.
Medicamentos, 24, 25, 26, 27, 28, 29, 30, 31.
Mermelada, 96.
Mujer, infarto en la, 76.
Músculo cardíaco, 21.

N

Nata, 95.
Natación, 57.
Nicotina, 77.

O

Obesidad, 81, 82, 86, 87, 88.
Owren, prueba de, 29.
Oxido de carbono, 60
Oxígeno, 107, 112.

P

Pan, 96, 98, 99.
Pastas, 96.
Pasteles, 96.
Patatas, 99.
Pecho, 11, 12.
Pellizcamiento, prueba de, 87.
Pescado, 95, 97.
Peso ideal, 86, 87.
Píldora, 76.
Pipa, fumar en, 78.
Placa de ateroma, 85, 112, 113.
Placebo, prueba de, 43, 44.
Prótidos, 93, 94.
Protrombina, tiempo de, 29, 31.
Prueba de esfuerzo, 53, 54, 56, 58.
Prueba de Owren, 29.
Psiquismo, 101, 102, 103, 104.
Pulsaciones, control de las, 56.

Q

Queso, 98.

R

Rayos X, 22.
Red arterial, 107.
Red venosa, 107.
Régimen adelgazante, 86.
Rehabilitación, 51, 52, 53, 54, 55, 56.
Relaciones sexuales, 65, 66, 67, 68.
Riesgo, factor de, 75, 89, 90, 91.
Rugby, 58.

S

Sal, 82, 89, 90, 91, 92, 93.
Sales de régimen, 93.
Sangre, circulación de la, 115.
Síntoma, 9, 10, 11, 12, 13, 16, 17, 18.
Sístole, 117.
Sol, 58.
Submarinismo, 58.

T

Tabaco, 75, 76, 77, 78, 79, 80.
Tabaco, renuncia al, 79, 80.
Té, 80, 100.
Telemetría, 19.
Temperatura, 64, 65.
Tenis, 58.
Tiempo de protrombina, 29, 30.
Trabajo, reanudación del, 68, 69, 70, 71, 72.
Tranquilizantes, 60.
Trastornos del ritmo, 28, 29.
Tren, 63.
Triglicéridos, 88, 89.
Trinitrina, 12, 17, 24.
Trombólisis, 34.
Trombosis, 29, 37.
Trote, 57.

U

Ultrasonidos, 20.

V

Válvula, 20, 116, 117.
Válvula aórtica, 109.
Válvula mitral, 109.
Válvula pulmonar, 108.
Válvula tricúspide, 108.
Válvulas cardiacas (función de las), 117.
Vascularización del corazón, 51, 111, 112, 113, 114, 119.
Vasodilatadores, 28.
Venas cavas, 108.
Ventrículo, 109.
Ventrículo, llenado del, 117.
Ventrículo, vaciado del, 117.
Vino, 101.
Vitaminas, 99.

SUMARIO

INTRODUCCIÓN 5

Primera parte
EL INFARTO: UNA ENFERMEDAD CURABLE .. 7

¿Qué ocurre cuando se produce un infarto? 9
¿Podría F.X. haber evitado el infarto? 16
¿Cómo puede reconocerse un principio de infarto?. . . 16
¿Qué debe hacerse al sentir un dolor que podría significar un infarto?.................. 17
¿De qué medios diagnósticos dispone el cardiólogo? . 18
¿Qué riesgos entraña el cateterismo cardíaco? 23
¿De qué medicamentos dispone el médico?......... 24
Los derivados nitrados 24
Los bloqueadores beta...................... 26
Los antagonistas del calcio 26
Medicamentos para la insuficiencia cardíaca.......... 27
Medicamentos para los trastornos del ritmo........... 28
Los anticoagulantes 29
¿Es necesario usar muchos medicamentos para tratar una enfermedad cardíaca? 31
¿Qué es una derivación coronaria?................ 32
¿En qué casos está indicada esta operación?........ 33
¿Existen métodos nuevos de tratamiento de la enfermedad coronaria? 34

¿Cómo es posible que un mismo enfermo reciba opiniones diferentes de distintos médicos acerca de los cuidados a que debe someterse después de haber sufrido un infarto? 36
¿Para qué sirven los experimentos terapéuticos? 42
¿Son lícitas estas prácticas? 44
¿Se limita el tratamiento del infarto de miocardio a la toma de medicamentos y, cuando procede, a una operación?. 49
¿Qué es la rehabilitación física al esfuerzo?. 49
¿Cuál es el proceso actual de la rehabilitación tras un infarto? 51
¿Qué es una prueba de esfuerzo?. 53
¿En qué consiste la segunda fase de la rehabilitación? 54
¿Es necesario continuar los ejercicios físicos al volver a casa?. 56
¿Cuánto tiempo hay que esperar para reanudar una vida más o menos normal?. 59
¿Están autorizados los desplazamientos?. 60
¿Pueden afectar negativamente al corazón las temperaturas extremas y la altura? 64
¿Pueden reanudarse las relaciones sexuales después de un infarto?. 65
¿Es posible volver a trabajar? ¿En qué momento?. . . . 68

Segunda parte
EL INFARTO, UNA ENFERMEDAD PREVENIBLE 73

¿Qué se entiende por factores de riesgo?. 75
¿Por qué las mujeres tienen menos riesgo que los hombres?. 76

¿Qué papel tiene la herencia en las enfermedades coronarias? 76
¿A qué edad es mayor el riesgo de infarto en el varón? 77
¿Por qué es peligroso el tabaco para el corazón? 77
¿Qué puede hacerse para dejar de fumar? 79
¿De qué manera puede favorecer el infarto una mala alimentación? 80
¿Cuáles son, aparte del sedentarismo y el tabaco, los principales factores de riesgo? 83
Hipertensión arterial 83
Hipercolesterolemia 85
Obesidad 86
Diabetes 88
Hipertrigliceridemia e hiperuricemia 88
¿Cómo se logran controlar estos factores de riesgo mediante la dieta? 89
La sal 89
Selección de los alimentos en función de su composición . 93
¿Cómo se consigue una alimentación equilibrada? . . . 97
¿Hay bebidas especialmente recomendadas o desaconsejables? 99
¿Pueden favorecer el infarto ciertas características psicológicas y las contrariedades de la vida diaria? . 101

CONCLUSIÓN 105

Anexos

APRENDA A CONOCER SU CORAZÓN 107
La bomba cardíaca 107
La electricidad del corazón 109
La vascularización del corazón 111
Esquemas 115
Necesidades energéticas de las actividades físicas 120